Monographien aus dem Gesamtgebiete der Psychiatrie

Psychiatry Series

Band 6

Herausgegeben von

H. Hippius, München · W. Janzarik, Mainz
M. Müller, Rüfenacht/Bern

Harald Feldmann

Hypochondrie

Leibbezogenheit · Risikoverhalten · Entwicklungsdynamik

Mit 36 Abbildungen und 5 Tabellen

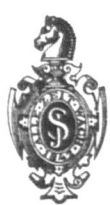

Springer-Verlag Berlin · Heidelberg · New York 1972

Privat-Dozent Dr. HARALD FELDMANN, Oberarzt der
Psychiatrischen Klinik der Universität Göttingen
(Direktor: Professor Dr. J. E. MEYER)

ISBN-13: 978-3-642-80676-6   e-ISBN-13: 978-3-642-80675-9
DOI: 10.1007/978-3-642-80675-9

Inhaltsverzeichnis

Einleitung

Hypochondrie ist einer der ältesten Krankheitsbegriffe der Medizin. Er hat seit der Antike einen beträchtlichen Bedeutungswandel durchgemacht, seit er sich aus den Vorstellungen der alten Säftelehre und der Melancholia löste. Die ätiologischen und nosologischen Auffassungen der Hypochondrie haben sich aber auch in der jüngeren Psychiatriegeschichte noch stark gewandelt. Wenn wir heute davon ausgehen, daß es eine Krankheitseinheit Hypochondrie nicht gibt, sondern nur hypochondrische Syndrome, so mag man nach der Berechtigung fragen, mit der einer Arbeit der Titel „Hypochondrie" vorangestellt wird. Wir wollen damit nicht zu einer Entität oder auch nur zu einer idiopathischen Hypochondrie zurückkehren. Unser Titel soll vielmehr ein Arbeitsprogramm bezeichnen: Die Benennung „hypochondrisch" bei den verschiedensten psychiatrischen Krankheitsbildern meint offenbar ein modifizierendes Prädikat, welches etwas gemeinsames Bestimmtes bedeutet. Man könnte (in Anlehnung an J. KÖNIG) sagen, daß der bestimmte Eindruck des Hypochondrischen, den der psychiatrische Beobachter vom Kranken gewinnt, auch auf etwas bestimmtes Wirkliches verweist. So scheint sich auch seit der Antike ein gewisses Grundverständnis dessen, was hypochondrisch genannt wird, durchgehalten zu haben. Es ist nun das Problem, und damit sei auch die Aufgabe dieser Arbeit umrissen, dieses Hypochondrische in seiner Eigenverfassung und seiner Eigentendenz von verschiedenen Aspekten aus zu untersuchen und zu erfassen. Dabei gehen wir ausschließlich von der *neurotischen Hypochondrie* bzw. der hypochondrischen Entwicklung aus. Nur mit dieser Beschränkung glauben wir, das Sacheigentümliche der Hypochondrie in den Griff bekommen zu können, weil damit von allen nosologischen, ätiologischen und psychopathologischen Faktoren abgesehen werden kann, welche die reine Psychodynamik und das Eigengewicht der Hypochondrie überschreiten und der hypochondrischen Verfassung psychotische oder hirnorganische Aspekte beimengen. Wenn wir damit versuchen, invariante Züge der Hypochondrie herauszuarbeiten, so würde sich schließlich jedoch wieder die Frage stellen, wieweit diese paradigmatisch auch für hypochondrische Syndrome innerhalb endogener oder hirnorganischer Psychosen gelten. Diese Frage geht aber über den Rahmen dieser Arbeit hinaus und mag hier nur als solche angedeutet werden: ihr ist LADEE [64] besonders nachgegangen. — Im klinischen Alltag verschwimmt der Begriff der Hypochondrie heute leicht mit dem Verständnis psychosomatischer Erkrankungen [30] und mit dem Konzept der „Somatisierung" in der Depression. Wir hoffen deshalb, mit unserer Untersuchung auch zur Bestimmtheit und Eindeutigkeit des Prädikates „hypochondrisch" beitragen zu können; denn der bloße unbestimmte Eindruck des Hypochondrischen, oft genug nur aus fehlenden Organbefunden abgeleitet, sollte stets zu einem klinisch-bestimmten werden.

So alt der Begriff der Hypochondrie auch ist, so schwer scheint dieses Thema auszuschöpfen zu sein. Das verwundert nicht, wenn wir bedenken, daß es sich bei der Sorge um den eigenen Leib um einen Sachverhalt handelt, der viel mehr umfaßt als nur ein psychopathologisches Problem. Der Bezug auf den eigenen Leib weist zudem über unsere körperliche Greifbarkeit hinaus, da unser Leib als Zentrum unserer (subjektiven) Lebenswelt zugleich auch unser Subjektsein begründet. Der Leibbezug ist damit auch Ich-Welt-Bezug. Indem wir Subjekt sind, transzendieren wir in unseren Weltbezügen und unserem Personsein den Leib, in allen diesen Bezügen *sind* wir aber zugleich doch auch Leib. In der hypochondrischen Einstellung wird der durch die Leiblichkeit vermittelte Ich-Welt-Bezug auf das beherrschende Thema des primären Bedrohtseins des Leibes reduziert. Die Kontingenz des Leiblichen ist für den Hypochonder aber nicht nur Thema der Auseinandersetzung, sondern unüberwindbares Hindernis, sich selbst über den Leib hinausgreifend zu verwirklichen. Das Werterleben des Hypochonders zentriert und verengt sich dabei weitgehend auf das Problem, den Wert des eigenen Leibes und der vitalen Gesundheit zu erhalten, er verschließt sich anderen Wertbezügen, die außerhalb des bedrohten Leibes erlebt und aktualisiert werden können.

Damit deutet sich an, wie komplex das Problem des Hypochondrischen und seiner psychopathologischen Erfassung ist. Bereits Molière weist in seinem Malade imaginaire über die enge Sichtweise einer bloß solipsistischen „Einbildung" von Krankheiten hinaus und stellt die Figur des Argan in einen weiter gefaßten Zusammenhang von mitmenschlichen und nicht zuletzt ärztlichen Situationen und zeigt die Dialektik von situationsgeforderten und motivationsgebundenen Verhaltensentscheidungen bei der Hypochondrie auf. An Molière selbst wurde darüber hinaus auch der Hintergrund aller Hypochondrie exemplarisch, das faktische Bedrohtsein des Menschen durch den Tod: Er starb auf der Bühne, als er die Rolle des Argan spielte und sich im Spaß den Puls fühlte. Indem er die hypochondrische Sicht unseres primären Bedrohtseins dichterisch auslegte und in der verfremdenden Weise des Schauspielers zeigte, wurde daraus unversehens Ernst. Die Komödie um Hypochondrie und Tod verblieb nicht in der Optik der Bühne, sondern wurde durch den faktischen Tod überholt. So sehr Hypochondrie auch eine abwegige Verhaltensmöglichkeit sein kann, so wenig läßt sich doch an ihr die spezifisch menschliche Providenz übersehen, die WEITBRECHT [108] herausgestellt hat. Die Faktizität und Hinfälligkeit unseres Leibseins wird trotz der Möglichkeit, den Widerspruch des Todes in unseren Werthorizont aufzunehmen [52], gerade durch den Tod letztlich evident. Indem der Kranke auf sein vitales Bedrohtsein verweist, hat er letztlich recht; die relativierende Beurteilung seines Standpunktes als hypochondrisch, welche metasprachlich von höherer Ordnung ist, ist ihm nicht möglich, wohl ein wesentlicher Grund für die psychotherapeutische Unzugänglichkeit schwerer Hypochondrien.

Ein kurzer Rückblick auf die jüngere Hypochondriegeschichte mag unseren Ausgangspunkt besser bezeichnen. Die Gleichförmigkeit in der hypochondrischen Symptomatologie ließ noch die Psychiatrie des letzten Jahrhunderts an eine Krankheitseinheit Hypochondrie glauben. Auch die Wendung zu einer mehr somatisch orientierten Psychiatrie verlagerte das Problem lediglich auf die Suche nach zugrundeliegenden Nerven- oder Visceralstörungen und auf die alternative Fragestellung „Hypochondria cum materia" oder „Hypochondria sine materia". Als WOLLENBERGS grundlegende Monographie [112] erschien, standen sich noch unterschiedliche Auffassungen gegenüber: Die Hypochondrie wurde entweder als „Hyperästhesie der Empfindungsnerven" [94], als eine „sensible Neurose" [62] oder als primär geistige Störung, wenn auch auf neurasthenischer Grundlage [56], aufgefaßt. Auch fand sich eine Einteilung in eine konstitutionelle und eine akzidentelle Form der Hypochondrie (z. B. [4]), und zwar je nachdem, ob eine Hirnschädigung primär vorhanden oder sekundär als „hypochondrische Modifikation" zu vermuten war. Lediglich bei einigen Autoren zeigte der Versuch, verschiedene Hypochondrieformen zu unterscheiden, bereits Anklänge an eine mehr syndromatische Sichtweise, so wenn MENDEL [69] eine akute bzw. subakute und eine chronisch-konstitutionelle Hypochondrie unterscheidet, letztere unter Umständen übergehend in eine Melancholia hypochondriaca oder eine Paranoia hypochondriaca. Es muß dabei freilich auch daran erinnert werden, daß der Begriff des Zustandsbildes (gegenüber Krankheitseinheiten) in der Psychiatrie erstmals 1863 durch KAHLBAUM eingeführt wurde und sich in der Folge erst langsam durchsetzte [30]. Die Popularisierung des Neurastheniebegriffes durch BEARD brachte einen deutlicheren Fortschritt: Die Vorstellung einer hypochondrischen Krankheitseinheit wurde jetzt mehr und mehr aufgegeben und die Hypochondrie als ein der Neurasthenie zuzuordnendes Syndrom aufgefaßt (so JOLLY in seiner späteren Zeit, [57]). Allerdings übernahm der Begriff der Neurasthenie teilweise die Rolle einer selbst sehr vagen Krankheitseinheit. Selbst WOLLENBERG [112], dem wir den endgültigen Durchbruch zu einer rein syndromatischen Auffassung der Hypochondrie als einem „psychopathologischen Zustand" verdanken, welcher bei verschiedenen Psychosen, bei Psychopathien, aber auch bei „erschöpfenden Momenten" auftreten könne, war noch geneigt, eine hirnorganische Grundlage der Hypochondrie zu vermuten. So postulierte er abnorme Vorgänge in den Sinneszentren der Großhirnrinde, welche die psychische Hyperästhesie (im Sinne ROMBERGS) erst sekundär zur Folge haben sollten, und er wies die damals immerhin schon von KRAFFT-EBING erörterte „ideagene" Hypochondrie kategorisch ab. Dennoch gebührt WOLLENBERG das Verdienst, eindeutig herausgestellt zu haben, daß die Hypochondrie nur ein psychopathologisches Zustandsbild ist und daß der nosologische Grundzustand spezifisches Gepräge, Verlauf und Ausgang des hypochondrischen Syndroms bestimme.

Seit der Jahrhundertwende sind freilich nosologische Vereinheitlichungstendenzen nicht völlig zur Ruhe gekommen. So versuchte RAECKE [85], die Hypochondrie im Umkreis der konstitutionellen Asthenie anzusiedeln, oder es wurde ein gemeinsames somatisches oder humorales Korrelat erörtert, wie noch bei JAHRREISS [51] eine „Leistungsschwäche der Schmerzhemmungsmechanismen", was an ältere ähnliche Auffassungen von FOERSTER [33] erinnert. Auch kann hier an die Wiederaufnahme der troubles cénesthopathiques der französischen Psychiatrie im Begriff der coenästhetischen Schizophrenie durch HUBER [48] gedacht werden, die hier freilich wohl mehr als deskriptive Abgrenzung dieser Schizophrenieform zu verstehen ist. Im ganzen ist es heute als feststehend anzusehen, daß hypochondrische Zustände nosologisch unspezifisch sind. Sie können auf sehr verschiedener ätiologischer Grundlage entstehen und können in jeweils besonderer psychopathologisch-symptomatologischer Färbung im Versagen des Hirnorganikers, im reifungskritischen Scheitern des Jugendlichen, im Schrumpfen der Weltbezüge des Alternden, im Geborgenheitsanspruch abnormer Persönlichkeiten und in der Aufdeckung vitaler Ängste in der Depression zutage treten.

Wenn hypochondrische Zustände somit nur Syndrome sind, die dem Psychiater fast ubiquitär begegnen [16], so wird man aber doch mit WEITBRECHT [108] sagen können, daß die Hypochondrie in psychopathologischer Hinsicht typologisch einzukreisen und verhaltenspsychologisch zu charakterisieren ist. Dazu bieten sich insbesondere „reine" Hypochondrien an, das heißt hypochondrisch-neurotische Entwicklungen und

Reaktionen, also Hypochondrien, die ohne Zusammenhang mit einer endogenen Psychose oder einem hirnorganischen Zustand auftreten. WEITBRECHTs Definition der Hypochondrie als eines „Zustandes einer ängstlich-sorgenvollen Überbewertung tatsächlich vorhandener oder möglicherweise drohender, objektiv meist geringfügiger, häufiger leiblicher, mitunter auch seelischer Störungen" kann selbst allerdings nur als pragmatisch-klinischer Vorbegriff dessen, was Hypochondrie ist, verstanden werden, den es erst phänomenal auszufüllen gilt, um das der Hypochondrie Wesentliche und Gemeinsame herausarbeiten zu können. Dabei muß die Mahnung KISKERs [60] beachtet werden, daß es nicht angeht, Hypochondrie privativ von fehlenden somatischen Untersuchungsbefunden her zu definieren, denn zur Bestimmung des der Hypochondrie Eigentümlichen wird von daher nichts Wesentliches beizutragen sein. Gegenüber früheren privativ gefaßten Definitionen der Hypochondrie — auch GILLESPIE [38] ist davon nicht freigeblieben — hat immerhin schon JOLLY [56] den Versuch unternommen, zu einer positiven und damit treffenderen Kennzeichnung zu gelangen: „Hypochondrie ist jene (auf einer krankhaften Veränderung der Selbstempfindung beruhende) Form der traurigen Verstimmung, in welcher die Aufmerksamkeit der Kranken anhaltend oder vorwiegend auf die Zustände des eigenen Körpers oder Geistes gerichtet ist." REDLICH (zit. [64]) fügte den Gesichtspunkt hinzu, daß darüber hinaus auch die weitere psychische Bewertung und Verarbeitung der hypochondrischen Sensationen von Bedeutung sei. In dieser Sicht macht sich aber wohl noch die Dichotomie von Wahrnehmung (Empfindung) und Denken geltend, die älterer vermögenspsychologischer Auffassung entsprach. Sie findet sich auch noch bei JAHRREISS [51], der das Übergreifende hypochondrischer Erscheinungen in der „hypochondrischen Idee" sah.

In den letzten 15 Jahren ist durch die Arbeiten von WULFF [113], PLÜGGE u. KOHN [79, 80], RUFFIN [87] und HÄFNER [40] die Diskussion um die Hypochondrie dadurch auf eine neue Grundlage gestellt worden, daß der Leibbezug des Hypochonders als ein zentrales Moment der hypochondrischen Seinsverfassung erkannt und phänomenologisch charakterisiert wurde. Von einem solchen phänomenologischen und anthropologischen Verständnis der Hypochondrie ausgehend hat auch LADEE [64] in seiner umfassenden Studie versucht, einen phänomenal gleichbleibenden Kern des Hypochondrischen, vor allem auf das Leiberleben bezogen, herauszuarbeiten und hypochondrische Syndrome gewissermaßen quer durch die psychiatrische Nosologie hindurch zu verfolgen. Dabei geht es ihm bei den verschiedenen nosologisch wie phänomenal-deskriptiv zu unterscheidenden hypochondrischen Zustandsbildern darum, sowohl das Eigentliche des Hypochondrischen, als auch die Vielfalt der pathogenetischen Faktoren zu erfassen. — Einen anderen Gesichtspunkt hat neuerdings HANSEN [41 a] bearbeitet, indem er — nachdem die Hypochondrie früher eher im Umkreis von Asthenie und Devitalität gesehen wurde — in einem vermehrten Antriebs- und Aktivitätspotential eine wesentliche Bedingung des Hypochondrischen sieht. Die klassisch-psychiatrische Lehre einer autochthonen konfliktunabhängigen Hypochondrie behält er bei, einem psychodynamischen Verständnis der Hypochondrie stellt er die Hypothese einer unspezifisch-energetischen Grundlage abnormer Denkinhalte entgegen.

In der vorliegenden Arbeit wollen wir die hypochondrische Verfassung nach ihrer *phänomenalen Eigenart*, nach ihrer *Persönlichkeitsdynamik und* nach ihrer *Verhaltenscharakteristik* untersuchen. Die damit angedeuteten thematischen Aufspaltungen erfordern auch ein unterschiedliches methodisches Vorgehen. Um das Eigentümliche des hypochondrischen Erlebens und seiner psychischen Bedingungen in seinen besonderen Modalitäten herausarbeiten zu können, gehen wir phänomenal-beschreibend und darüber hinaus analytisch-differenzierend im Sinne einer „intentionalen Psychologie" vor, wie sie HUSSERL im Anschluß an BRENTANO aufgezeigt hat. Nur so erscheint es uns möglich, Erleben und Verhalten des Kranken, vor allem sein Verhältnis zu seinem Leib und zum Risiko des Leiblichen, auf seine intentionalen Bezüge und Leistungen hin zu befragen und damit Wesenseigentümliches der hypochondrischen Verfassung zu erkennen. — Die Persönlichkeitsdynamik des Hypochonders ist nur im Zusammenhang mit der neurotischen Bedingtheit und Genese der hypochondrischen Haltung zu verstehen. Überlegungen dazu werden sich demnach auf erklärende (und nicht nur beschreibende) Persönlichkeitsmodelle beziehen müssen, welche auch unbewußte psychische Vorgänge mit einbeziehen, also auf Modelle, wie sie die Psychoanalyse hervorgebracht hat. Es wird aber auch jener Punkt bezeichnet werden müssen, wo die hypochondrische Haltung die reine Psychodynamik überschreitet und das Personsein des Kranken wesentlich bestimmt und systemhaft abgrenzt. — Schließlich möchten wir versuchen, das hypochondrische Verhalten im engeren Sinne näher zu bestimmen. Als ein zentrales Moment der Hypochondrie, welches bisher kaum genügend beachtet wurde, sehen wir die besondere Einstellung des Hypochonders zum vitalen Risiko und seine risikobezogenen Verhaltensentscheidungen an. Dieses Thema kehrt deshalb in der Arbeit verschiedentlich wieder. Abgesehen von seiner phänomenal-erlebnisimmanenten Beschreibung war uns daran gelegen, das hypochondrische Risikoverhalten durch abstrahierendes Abheben seiner typischen Merkmale aus dem „klinischen" Verhalten des Kranken (i. S. von W. EUCKENs induktiv-deskriptivem Verfahren) herauszuarbeiten. Darüber hinaus haben wir versucht, das Risikoverhalten, aber auch andere Einzelprobleme wie verbal-repräsentationale Bedeutungsstrukturen hypochondrischer Konzeptbildungen, an einer Stichprobe von Kranken (im Vergleich mit einer Kontrollgruppe) experimentell zu untersuchen. Uns kam es dabei vor allem darauf an, solche Constructa wie „Risikoverhalten" auch operational zu erfassen und die Stabilität der hypochondrischen Risikoeinengung als nichts anderes als eine bestimmte Verhaltenswahrscheinlichkeit zu verstehen, die sich unter experimentellen Bedingungen darstellen läßt.

A. Zur Phänomenologie der Hypochondrie

1. Einleitung. Die hypochondrischen Erlebnisbezüge

Der Rekurs auf die hypochondrischen Erlebnisbezüge soll unseren Blick auf deren phänomenale Eigenart und intentionale Struktur lenken. Dabei soll versucht werden, das im hypochondrischen Erleben und Verhalten Zutagetretende, und dazu gehört auch das eigene Selbstverständnis des Kranken, auf seine fundierenden psychisch-intentionalen Bezüge und Leistungen hin zu untersuchen. Von besonderem Interesse ist die Frage, in welcher Weise der Hypochonder seinem Leib gegenübersteht und wie die hypochondrische „Überbewertung" des Leiblichen zu verstehen ist. Die Gegebenheitsweise des Leibes wird dabei nicht nur in dem Spannungsverhältnis von Gnostischem und Pathischem im Sinne von STRAUS [102] zu sehen sein, sondern auch in ihrer Modifikation und perspektivischen Zentrierung durch die besondere Thematik und die reflexive Einstellung des Hypochonders. Wir fragen nicht nach dem hypochondrischen „Sein" oder seiner transzendentalen Konstitution (im Sinne BINSWANGERs) und wollen uns von hermeneutisch-sinnverleihenden Aussagen ebenso freihalten wie von anthropologisch-phänomenologischen Ausdeutungen. Es geht uns nicht darum, das Phänomen der Hypochondrie nach seinem Wesen im Sinne seines Wesensnotwendigen zu befragen, sondern wir verbleiben in einer stärker phänomen-gebundenen Sichtweise, die sich auf die intentionalen Implikationen hypochondrischer Erlebnisweisen beschränkt und damit phänomen-immanent bleibt.

Wichtiger Ausgangspunkt unserer Betrachtung ist die von BRENTANO und HUSSERL vermittelte Überzeugung der Intentionalität des Psychischen, des Gerichtetseins alles Psychischen auf etwas. Während in der „natürlichen" Betrachtung z. B. eines Wahrnehmungsvorganges nur dieser selbst und der Wahrnehmungsgegenstand als solche interessieren, wenden wir uns bei der intentionalen Analyse dem Objekt *als* intentionalem Objekt, d. h. als Gegenstand einer psychischen Wahrnehmungsleistung zu. Dabei sollte man aber nicht bei der bloß deskriptiv-analysierenden Sichtweise BRENTANOs stehenbleiben, bei der die Seinsweise des Gegenstandes als Objekt der psychischen Intentionalität und die bloße Klassifikation der Intentionalitäten im Blickpunkt steht. Über diese Fragestellung hat HUSSERL hinausgewiesen, indem er die Ichseite der Intentionalität, die Leistungen der Bewußtseinsintentionalität in ihren Akten hervorhebt, welche den Gegenstand als intentionalen Gegenstand erst konstituieren. HUSSERLs für die Psychologie entscheidende Wendung war es, die Bewußtseinsleistungen auf fundierende Strukturmomente des Bewußtseins zurückzuführen und über die bloße Deskription hinaus mit der Erfassung der eigentlichen Bewußtseinsimmanenz Ernst zu machen, indem er sowohl die „implizierten Intentionalitäten" psychischer Akte als auch „fungierende" Intentionalitäten im Aufbau des Verhaltens aufwies. So ist auch HUSSERLs Methode nicht mehr mit der BRENTANOs identisch, welche im wesentlichen auf der Evidenz der „inneren Erfahrung" und auf einem sprachkritisch-logischen Vorgehen beruhte. Die phänomenologische Reduktion auf Aktstrukturen bedeutet demgegenüber eine besondere Einstellung auf die immanenten Momente der Subjektivität, das heißt eine Einstellung, in der — im Gegensatz zu einer naiv-objektivierenden Einstellung — die Lebenswelt und die Gegenstände nicht mehr faktisch, sondern als Korrelate unserer Intentionalität genommen werden (vgl. [8]).

Wenn unser Interesse sich der hypochondrischen Leibwahrnehmung zuwendet, so soll diese zunächst phänomenal beschrieben und charakterisiert werden. Darüber hinaus wollen wir sie aber auch auf ihre subjektimmanenten Besonderheiten befragen, das heißt auf die Modalität, in der der Leib dem Ich als intentionales Objekt erscheinen kann. Wir wollen versuchen, gewisse *invariante Bewußtseinsstrukturen* im hypochondrischen Erleben aufzuzeigen, welche eben dieses Erleben und das hypochondrische Verhalten begründen. Wir bemühen uns damit um eine Annäherung an das intentionale Vorgehen im Sinne HUSSERLs, sind uns aber auch bewußt, methodisch nicht „rein" zu arbeiten. Wenn wir von der besonderen Leibbezogenheit des Hypochonders sprechen, so liegt darin bereits eine Interpretation, welche den Bereich des phänomenologisch Faßbaren überschreitet; denn der Hypochonder ist — streng genommen — nicht auf seinen „Leib", sondern auf das sich am Leib Zeigende, auf die leibliche Sensation, auf diesen oder jenen Leibbereich bezogen. Im Gegensatz zu der Wesensschau „reiner Subjektivität" im Sinne HUSSERLs, mit der dieser die transzendentale Wendung seiner phänomenologischen Betrachtung vorbereitet, wollen wir auf das Faktische der hypochondrischen Einstellung (im klinischen Sinne) ständig bezogen bleiben und wollen — mehr im Vorfelde der eigentlichen Phänomenologie verbleibend — diese Einstellung auf ihre sacheigenen intentionalen Bezüge hin untersuchen. Eine solche intentionale Analyse muß auch die personale Umwelt des Hypochonders mit einschließen. Diese kann nicht bloß darauf betrachtet werden, welche Einflüsse und Wirkungen sie ausübt und welchen Verhaltensspielraum sie objektiv öffnet. Wir sehen die Umwelt des Hypochonders darüber hinaus als diejenige Umwelt, die vom Hypochonder in seiner psychischen Intentionalität erlebt, bewertet und bedacht, aber auch durch sein Handeln strukturiert wird, als eine Umwelt also, die in strikter Relation zu seinem Erleben steht.

Wir knüpfen im folgenden an zwei Krankengeschichten (siehe Anhang) an, die geeignet erscheinen, von der klinischen Realität und dem Selbstverständnis der Kranken ausgehend das hypochondrische Erleben und die unterschiedliche Ausprägung der hypochondrischen Einstellung innerhalb zweier Lebensgeschichten exemplarisch zu veranschaulichen. Beim ersten Fall handelt es sich um die Hypochondrie eines jüngeren Menschen, die noch in voller Aktualität auf die zugrunde liegende neurotische Erlebnisdynamik und die Kontrastspannung libidinöser Strebungen bezogen erscheint. Beim zweiten Fall findet sich die Hypochondrie dagegen stärker in einer in sich abgeschlossenen Persönlichkeit hypostasiert und fixiert, sie ist zu einer hypochondrischen Erfahrungswelt verfestigt. Beiden Krankenfällen sind Erscheinungen gemeinsam, die wir im folgenden als die besondere Leibbezogenheit des Hypochonders, die Überbewertung des leiblichen Risikos und die von daher thematisch bestimmte Perspektivität des hypochondrischen Verhaltens zu verstehen versuchen wollen.

2. Die Leibgegebenheit

In der Krankengeschichte Kurt N. (s. Anhang) ist immer wieder in betonter Weise von äußeren Dingen, von der besonderen Außensituation des Kranken die Rede, soweit diese gesundheitliche Relevanz für ihn besitzt. So werden die zahlreichen Medikamente und ihre Anwendung, die Gänge zur Apotheke, die Nahrungsvermeidungen, Wasseranwendungen, aber auch die vielen Schädlichkeiten aus der Umwelt ausführlich benannt. Nur mittelbar und beinahe nebenher hören wir von dem eigentlichen Anliegen des Kranken: der steten Sorge um seine Gesundheit und um seinen Leib. Diese Sorge bleibt ein mehr verborgenes Anliegen, das sich aber desto beredter in allen hypochondrischen Selbstbeobachtungen und Vorkehrungen ausspricht. Dagegen erlebt unser Patient Willi H. die Angst um das Leibliche in viel unmittelbarer Weise und noch als wirklich ängstigend, die Selbstbeobachtung scheint bei ihm noch leib- und ichnäher, die Betroffenheit durch den gefährdeten Leib ist ein ständiges Betroffensein des Subjekts selbst durch die pointiert reflektierte leibliche Kontingenz. Bei dem viel älteren Kranken Kurt N. tritt dafür mehr die jahrzehntelange hypochondrische „Erfahrung" in den Vordergrund des unmittelbaren Erlebens. Bei ihm ist die ursprüngliche und aktuelle ängstliche Leibbezogenheit im Sinne einer Entlastung des Erlebnisfeldes [55] in eine besondere Verfestigungsform, eine angstgetragene Einstellung übergegangen, welche beim Erkennen leiblicher Gefährdungen, ohne daß es immer zu aktueller Angst zu kommen braucht, gleich zu dem schon bereitliegenden Kontext von hypochondrischen Vermeidungen und Maßnahmen greifen läßt. Die Verschiedenheit beider Krankheitsfälle liegt in der unterschiedlich hypostasierten Ausprägung der hypochondrischen Verfassung, die anscheinend von dem Verlaufsstadium der hypochondrischen Entwicklung abhängig ist. Bei Willi H. steht die leibbezogene Angst noch unmittelbar thematisch im Erleben; für Kurt N. hat sich dagegen das erlebnismäßige Schwergewicht mehr auf das ständige Gegenwärtigsein und die Präsenz hypochondrischer Erfahrungsniederschläge verschoben, die sein Verhalten in einer Art „Lageschema" [106] festlegen. Beiden Fällen ist letztlich die Sorge um den Leib gemeinsam, einmal ist sie jedoch unmittelbar und aktuell, im anderen Fall mehr im habituellen Verhaltensmuster implikativ mitgegeben. Die besondere Weise, in der der Leib als gegeben und gefährdet erlebt wird, wird bei Willi H. als zentrales Moment seiner Seinsweise sehr deutlich. Kurt N. spricht dagegen selbst nie von der Gegebenheitsweise des Leibes, sondern nur von konkreten Beschwerden, Schädlichkeiten und Gesundheitsschäden: Kratzen im Hals, Dröhnen im Kopf, „Spicken", Bakterien, Kühle, auslaugende Sexualbetätigung, gefährliche Getränke, Kräfteverlust, Ansteckung, Erliegen der Kräfte. Aber auch seine Sicht und sein Erleben verbleiben nicht in der Vordergründigkeit dieser Schädlichkeiten und Beschwerden; in dem „Erliegen der Kräfte" kündigt sich vielmehr schon an, daß sein Blick sich letztlich auf die vitale Bedrohung richtet. Dem Hypochonder ist der Körper nicht nur als solcher ein besonderer Gegenstand seiner Aufmerksamkeit und Ängste, auch ist es nicht allein die Konkretion dieser Ängste in den Körperbeschwerden, auf die er gerichtet ist. Seine Angst richtet sich vielmehr durch das Leibliche, durch die Beschwerden hindurch, also in einer durch den Leib vermittelten Unmittelbarkeit, auf die vitale Gefahr und das drohende Übel. So spricht Willi H. auch davon, „durch den Kopfdruck hindurch das Übel, daß es mir schlecht geht, vor Augen" zu haben. Dieses meint offenbar auch SARTRE [88], wenn er in seiner eindringlichen Analyse der erlebten Leibdimensionen feststellt: Das „durch den Schmerz hindurch erfaßte Objekt heißt Übel".

Auch von einer anderen Fragestellung her sehen wir uns zu diesem Problem hingeführt. Wir meinen den alten Begriff der „Überbewertung", der angefangen bei REDLICH [86] bis hin zu WEITBRECHT [108] zur Kennzeichnung der Hypochondrie verwandt wird. Das Tatsächliche der Überbewertung tritt uns in beiden Krankengeschichten entgegen. Zugleich scheint aber auch deutlich zu werden, daß es sich dabei nicht nur — wie es älterer psychiatrischer Auffassung entsprach — darum handelt, daß die Wahrnehmung einer leiblichen Mißhelligkeit erst sekundär, das heißt in einem sich anschließenden Vorgang des Denkens, Beurteilens und Wertens „überbewertet" wird. Die hypochondrische Befürchtung ist nicht immer nur eine sich in einem zweiten Akt vollziehende „Antwort auf subjektive Körpergefühle" [51]. Vielmehr sieht der Hypochonder durch die Wahrnehmung der leiblichen Sensation hindurch bereits unmittelbar die leibliche Gefährdung. Die „Überbewertung" ist also primär kein zweigliedriger Vorgang; erst beim allmählichen Aufbau einer hypochondrischen Erfahrungswelt scheint es auch eine erst sekundär erfolgende Ausdeutung und Bewertung von Leibsensationen zu geben. Zunächst ist es ein Wahrnehmungsganzes, in dem der Hypochonder auf das unmittelbar Leibliche und das am Körper sich Zeigende bezogen ist, in dem er zugleich aber auch die darin liegende vitale Gefahr „mitsieht", für die das Leibliche Hinweis ist. So wie vitale Empfindungen (nach SCHNEIDER [93]) dank ihrer intentionalen Gerichtetheit „etwas sagen" („Ekel sagt, man soll nichts davon essen"), so ist in ähnlicher Weise auch der Hypochonder in der Empfindung seiner Körpersensationen dank ihres besonderen, hypochondrisch gerichteten Bedeutungshorizontes bereits bei der vitalen Gefährdung [1].

Es treten damit zwei Momente besonders ins Blickfeld: die Weise des Hypochonders, seinen Leib zu bemerken und auf ihn bezogen zu sein, zum anderen die Transparenz des Leiblichen für das innere Gerichtetsein auf die Gefährdung, welche aber eine andere Transparenz ist als die Transparenz unseres Leibes in unseren Weltbezügen; der Hypochonder überschreitet seinen Leib zwar auch „auf die Welt" [80], in der hypochondrischen Einstellung ist er jedoch durch seinen Leib hindurch vornehmlich auf die vitale Gefahr bezogen. Im hypochondrischen Erleben tritt die Bemerktheit des Leibes besonders hervor, und zwar im Kontrast zu der ungezwungennatürlichen Einstellung, in der wir vom „Körper als Körper" [113] nichts merken (wie es unser Kranker Willi H. sehr schön schildert). Diese Gegensätzlichkeit meint jedoch keinen disjunktiven Gegensatz. So hat es RUFFIN [87] schon als prinzipielle Zweideutigkeit des menschlichen Leibes verstanden, daß wir unser Leib *sind* und gleichzeitig unseren Leib *haben* und daß nie eines ganz ohne das andere ist. Wenn ich sehe oder höre, so bin ich in meiner Wahrnehmung beim Seh- oder Hörding, Auge und Ohr bleiben selbst außerhalb der Sinneswahrnehmung. Erst wenn ein Fremdkörper ins Auge gerät oder ein Ohrschmerz auftritt, werde ich auf das Sinnesorgan als solches „zurückgeworfen" [113]. So zeigt sich die Möglichkeit einer erlebnismäßigen Abstufung vom unbemerkten Leib, etwa in der ungestörten sensorischen Wahrnehmung, über Grenzbereiche, in denen sich der Leib in unaufdringlicher Weise durch Wohlgefühl, Ermüdung, Anspannung bemerkbar macht, bis hin zum „Erlebnisleib" [113], wo sich uns der Leib vergegenständlicht und die volle übrige Wirklichkeit aus dem Erleben abgeblendet wird.

Die Frage, in welcher Weise der Leib für uns Gegenstand werden kann, da wir doch selbst der Leib sind, und damit auch die Frage, wie das leiblich Empfundene nicht nur implikativ mitgegeben bleiben, sondern im Erleben selbst thematisch werden

---

[1] So wird man auch die „Zweigliedrigkeit" der Wahnwahrnehmung nach SCHNEIDER eher semantisch, d. h. in dem Abstand zwischen „verständlicher Sinndeutung" und Wahn-Sinn begründet sehen können als im engeren Sinne phänomenologisch-psychologisch. Im letzteren Sinne ist auch die Wahnwahrnehmung ein bedeutungsetzendes Wahrnehmungsganzes.

kann, ist ein immer wieder reflektiertes Problem geblieben. Im ursprünglichen Sinn scheint der Leib keine *Gegebenheit* zu sein, da wir weniger bei ihm, als vielmehr durch ihn hindurch bei der Welt sind. So sind wir bei einer motorisch-handwerklichen Tätigkeit nicht im Arm oder in der Hand, sondern bei dem Werkstück, das wir bearbeiten. Eher wird man die erlebte *Meinhaftigkeit* des Leibes als etwas Ursprüngliches ansehen können: sie gründet aber mehr in dem Subjektsein, das den Leib mit einschließt, als in dessen Objektsein als eines Dinges, das ich betasten und besehen, dem ich gegenüberstehen kann. SCHELER [89] hat den Unterschied zwischen seelischem Ich und Leib-Ich in der Differenz der inneren Wahrnehmung gesehen, je nachdem diese auf seelische Phänomene oder solche des — physiologisch gemeinten — „inneren Sinnes" bezogen sei. Das seelische Ich kann man in seinen Abstufungen als Ausdruck einer Reflexivität des Bewußtseins verstehen [24]. Wenn ich sehe, so bin ich als Sehender beim Sehobjekt; mein originäres Ich, Subjekt und Ursprung des Sehaktes, ist mir nur nebenbei mitgegeben. In reflexiver Einstellung, wenn ich das Gesehene gewissermaßen einklammere, kann ich mir mein Ich vergegenwärtigen, jedoch als sehend, als auf das Sehding bezogen. Es ist aber nicht mehr mein originäres Ich, welches Objekt dieser Vergegenwärtigung ist, denn dieses bleibt ja Bezugspunkt meines reflexiven Erlebens, sondern es ist eine Vergegenwärtigungsstufe, die man als Ich-Sinn oder Selbst bezeichnen kann. Erst in einer weiteren Stufe reflexiver Vergegenwärtigung gelange ich über das Selbst als einen objektivierten Bezugspunkt des Erlebens hinaus zu meinem personalen Selbst, welches eine enge Beziehung sowohl zu dem privaten, als auch dem sozialen Selbstbild hat, das man von sich selber hat. Ähnlich wie beim Ich ist auch die Objektivierbarkeit des Leibes dadurch begrenzt, daß wir selbst dieser Leib sind. Den Leib können wir primär als *Körper-Ich* bezeichnen, er ist im Sinne von STRASSER [101] die instrumentale und ausdrucksmäßige Verlängerung des eigentlichen Ich, „die Fortsetzung meiner Subjektivität im Reiche des Objektivierbaren". So kann auch der Leib in vergegenständlichender Einstellung, das heißt als *Körper-Selbst,* nur zu einem *Quasi-Objekt* [101] werden. Wir können unseren Leib nur „fast zum Gegenstand" haben [87]. Indem wir uns dem Leiblichen thematisch zuwenden, bleiben wir doch stets unser Leib als ursprünglicher Bezugspunkt. Der Leib kann in seiner besonderen Beziehung zur Subjektseite des Erlebens nur „subjektives Objekt" (HUSSERL [49]) sein, dem alle anderen Objekte in einer anderen Auffassungsebene gegenüberstehen.

Für das Verständnis der Hypochondrie bedeutet die Unterscheidung von Körper-Ich und Körper-Selbst die Differenz zwischen „ein betroffener Körper sein" und „einen betroffenen Körper haben" (LADEE [64]). Der Hypochonder strukturiert die ursprüngliche Leibgegebenheit soweit um, daß der Körper ihm zum ständig vergegenwärtigten Objekt wird, welches zudem affektiv stark besetzt ist. Sein ständiges Bemühen, den Körper in reflexiver Hinwendung soweit zu einem Objekt zu machen, wie er nur einem Außenstehenden erscheinen könnte, bezeichnet LADEE angesichts des Faktischen, daß er doch stets auch das betroffene Subjekt in seinem Leib bleibt, treffend als „Reflexionskrampf", den er in Parallele zu forcierten Vergegenwärtigungsbemühungen bei Depersonalisationszuständen sieht. Diese Einstellung zum eigenen Leib wird deutlich, wenn unser Kranker Kurt N. sich selbst als „mich armen Körper" bezeichnet und damit die gestörte Beziehung zwischen dem zentralen Ichbereich und der Außenzone des Leiblichen bekundet. Man sagt zwar auch sonst, wenn man sich in den Finger geschnitten hat: Ich habe *mich* geschnitten. Jedoch meint man damit, daß ich als Körper-Ich betroffen bin und mich meiner selbst als betroffen vergegenwärtige. Für den Hypochonder ist dagegen die Außenzone des Körperlichen einerseits bloß-gelegt und abgehoben, andererseits hat er das Leibliche psychisch derart besetzt, daß er sich selbst quasi nur noch als Körper hat und dann auch von sich als Körper spricht. Wie SCHILDER [91, 92] gezeigt hat, ist dieses zwar bei jeder Traumatisierung eines Körperteiles ebenso möglich. Der Unterschied liegt aber offenbar darin, daß beim ‚Gesunden‘ die reflexive Vergegenwärtigung des Leibes auf sachlicherer Ebene ver-bleibt als beim Hypochonder und daß seine Möglichkeiten, den Leib auf die Welt hin zu transzendieren, nicht in ein derart totales Abhängigkeitsverhältnis zur Über-wertung der vitalen Gesundheit kommen, wie dieses in der Hypochondrie der Fall ist.

Neben dieser intentionalen Differenz in der Gegebenheitsweise des Leibes er-scheint eine andere, mehr inhaltlich bestimmte Differenz von Bedeutung zu sein, die Unterscheidung von *Außenleib* und *Innenleib* [113]. Als Außenleib würde man den äußerlich in Erscheinung tretenden und „leistenden" (ZUTT) Leib bezeichnen, das heißt den Leib in seiner sinnlichen Erscheinung und in seiner lokomotorischen, greifen-den und sensorischen Leistung. In objektivierender Hinwendung kann man sich seines Außenleibes, und dazu gehören auch seine instrumentalen Verlängerungen: Kleider, Frisur, Brille usw., im abschätzenden oder beschämenden Blick des anderen bewußt werden. Man sieht sich dann quasi mit den Augen des anderen und wird seines Leibes in seiner Wirkung inne. Zur Objektivierung des Außenleibes gelangen wir auch, wenn er etwas leistet, und zwar in der Empfindung des äußeren Widerstandes, der sich der Bewegung entgegenstellt. Als Innenleib verstehen wir die eigentlichen Leibgefühle, die sich im Gegensatz zu den vielfältigen Kommunikationsmöglichkeiten, die der Außenleib zur Welt hin öffnet, mehr eindimensional erstrecken [113]. In ungezwun-gener Einstellung werden wir des Innenleibes nur insoweit objektivierend bewußt, als wir etwa im Sich-Strecken, im Ausruhen oder in der Ermüdung unseres bloßen leib-lichen Daseins inne werden. Zu weitergehender Objektivierung kommt es, wenn wir eine störende Sensation aus dem sonst unbemerkten Leib empfinden, etwa ein Herz-klopfen oder einen Schmerz. Die hypochondrisch übersteigerte Hinwendung auf den Leib zeigt dabei eine gewisse Reziprozität von Leib und Welt, auf die WULFF, RUFFIN und HÄFNER hingewiesen haben. Die stärkere Objektivierung des Leibes in der reflexiven Einstellung schließt ein gewisses Außerachtlassen der äußeren Dinge ein. Umgekehrt kann ein Rückzug von der Welt eine vermehrte Hinwendung zum Leib bedeuten. So hören wir von unserem Kranken Willi H., daß sein Gehen „unbewußt vonstatten geht", wenn er ein Ziel anstrebe. Sonst achte er dagegen auf die Beine, „die bewußt den Körper tragen, die viel auszuhalten haben". Hypochondrie erscheint damit als eine bestimmte Form von Rückzugsverhalten, bei der auch die noch ver-bliebene Zuwendung zu den Außendingen von der thematischen Relevanz des Leib-lichen und der vitalen Gefährdung her eine bedeutsame Veränderung erfährt. Ebenso wie der Körper beobachtet wird und Leibgefühle, die früher fast unbemerkt blieben, hervortreten und ebenso wie der Leib in seinen verschiedenen das hypochondrische Interesse herausfordernden Bereichen in einer Art von hypochondrischem Relief er-scheint, wird auch in die Zuwendung zur Welt ein hypochondrischer Bezug hinein-getragen. Diese Welt ist für den Hypochonder jetzt von Schädlichkeiten wie Zugluft, Kühle, Feuchtigkeit, Bakterien ebenso hypochondrisch-relevant strukturiert, wie durch sein praktisches Verhalten, das in Form von hypochondrischen Vermeidungen und Abwehrpraktiken in die Welt hineinwirkt.

Die verschiedenen Sinnesgebiete kommen der Tendenz zur Objektivierung der Leibgegebenheit anscheinend in unterschiedlicher Weise entgegen. WERNICKE [109] lehrte noch im Anschluß an seine Auffassung von den zentralen Projektionsfeldern, daß das Bewußtsein der Außenwelt, das auf den „sinnlichen Inhalt der Empfindungen" beruhe, mit dem Bewußtsein der Körperlichkeit, welches auf den „Organempfindungen" beruhe, zur Deckung komme; dabei sei freilich die Aufmerksamkeit gewöhnlich mehr dem sinnlichen Gehalt der Empfindungen zugewandt. Sogar vom Auge meinte WERNICKE, daß die sensorische Wahrnehmung die Organempfindung der Netzhaut „als Gefühlston der Empfindungen" dem Bewußtsein erst die Lokalisation des Sinnesreizes melde. Heute weiß man, daß es am Auge ebenso wenig wie beim Gehörs-, Geruchs- oder Geschmackssinn eine sinnesspezifische Organempfindung gibt, die die eigentliche Sinneswahrnehmung begleitet. Wenn wir am Auge einen Schmerz infolge eines Stoßes oder eines Fremdkörperreizes empfinden, so ist das keine das Sehen begleitende sensorische Organempfindung, sondern eine taktile und eine Schmerzwahrnehmung, die das Auge freilich „bemerkbar" macht und die eigentliche Sinnesfunktion stören kann. Das Auge sieht nicht nur sich selbst nicht, es hat auch im Sehen keine optische Empfindung seiner selbst, außer vielleicht in der Blendung. Bezüglich der Außenwelt sind deshalb vor allem das Sehen und das Hören stark objektivierend, weil wir im Sehen und Hören vorwiegend auf den intentionalen Gegenstand gerichtet sind und vom eigenen körperlichen Zustand, vor allem dem eigenen physiologischen Sinneszustand, weitgehend absehen und ihn nicht bemerken. — Anders verhält es sich mit der taktilen Sinnesqualität. Bei der Tastwahrnehmung findet sich ein enger, unmittelbarer Zusammenhang von Druck- und Berührungsempfindung auf der Haut und der eigentlichen Tastwahrnehmung des Gegenstandes. Wenn ich einen Bleistift mit den Fingern betaste, so empfinde ich einmal die Berührungs- und Druckwirkung auf die Finger. Zum anderen bin ich aber durch die eigentliche Tastwahrnehmung auf den Bleistift als intentionales Objekt bezogen und nehme seine Form, Festigkeit und Glätte wahr. Mit HUSSERL [49] könnte man sagen: Die Berührungswirkung auf die Hand wird einmal „als" Wahrnehmung des Gegenstandes aufgefaßt; dieses ist der „Tastaspekt" des Gegenstandes. Dieselbe Berührungswirkung wird zur Berührungsempfindung „in Aktualisierung einer anderen Auffassungsschicht", wenn nämlich die Gegenstandshaftigkeit des Tastobjektes zurücktritt. GIBSON [37] hat sich eingehend mit diesem Unterschied von Berühren (als Tasten) und Berührtwerden befaßt. Während die cutane Sensibilität meist im Sinne eines passiv-rezeptiven Kanals angesehen wurde, stellt GIBSON heraus, daß das aktive Berühren ein explorativer Sinn sei. Die Fingermotorik erzeugt beim Betasten selbst die Veränderungen der Hautreizung, indem immer neue Stimuli der Informationsaufnahme zugeführt werden. Ähnlich den abtastenden Augenbewegungen beim Blicken ist dieses nach GIBSON ein tactile scanning. Das Scanning der Tastempfindung, welches in der Tastbewegung die Variation der Reizung der cutanen Tastelemente selbst erzeugt, scheint es zu sein, das — gemeinsam mit der Informationsaufnahme seitens der Hand- und Fingerpositionen beim Umgreifen des Gegenstandes — das intentionale Gerichtetsein auf den Tastgegenstand fördert. Dennoch verbleibt dem Tastsinn gegenüber dem Sehen und Hören eine Sonderstellung, da er auch immer bloße Berührungsempfindung sein kann. Bei dem größeren Teil der Hautoberfläche tritt der Tastaspekt gegenüber dem Berührungsaspekt sogar weitgehend zurück, hier prävaliert die Berührungsempfindung. Etwas Ähnliches meint STRAUS [102], wenn er sagt, daß im Sehen das gnostische Wahrnehmungsmoment dominiere, im Tasten jedoch das pathische. Vielleicht liegt hierin begründet, daß der Realitätsgehalt des taktil-haptisch Empfundenen subjektiv besonders groß ist und daß von diesem Sinnesgebiet aus — anstelle der Objektivierung des sensorischen Gegenstandes — die objektivierende Vergegenwärtigung des eigenen Leibes besonders leicht gelingt. Dies kommt auch in der Hypochondrie vielfach zum Ausdruck, wenn die Kranken sich immer wieder auf taktile Leibsensationen berufen, so wie sich unserem Kranken Kurt N. der Körper fortwährend durch ein „Spicken" aufdringlich bemerkbar macht. Zu erwähnen seien auch die Untersuchungen von FISHER u. CLEVELAND [31, 32], welche die Bedeutung der subjektiv erlebten Körperbegrenzung, der body image boundaries, herausstellten, die entweder als fest und undurchdringlich oder als mehr fließend erlebt wird.

Wenn im hypochondrischen wie im normalen Körpererleben Einzelempfindungen des Körpers betont hervortreten, so treten sie aus dem Gesamtleib als einem *Ganzen* heraus. Der Gesamtleib ist in bezug auf seine Teile und seine Teilempfindungen ein strukturiertes Ganzes, welches die Integration der Teile in dieses Ganze garantiert und die Solidarität der Teile zum Ganzen reguliert. Das Körpererleben ist dabei auf feststehende Orientierungsstrukturen bezogen, und zwar auf der neurophysiologischen Ebene auf das *Körperschema* als einer zentral-nervösen Bewertungsfunktion für die sensiblen und sensorischen Reize, einem inneren Bewertungsmodell, auf das die Afferenzen, aber auch die Soll-Größen der motorischen Efferenzen, bezogen werden, ehe sie wahrnehmungsmäßig repräsentiert bzw. aktualisiert werden. Eine andere Orientierungsstruktur, und zwar für das eigentliche subjektive Körper-Erleben, ist das *Body image*, welches das erlebnismäßige und damit wandelbare Erfahrungsbild meines Körpers ist, welches auch die Vergegenwärtigung mit einschließt, als Leib auch sozial existent zu sein. Dieses Erlebnis- und Erfahrungsbild des Gesamtleibes ist uns in einer „Totalwahrnehmung" (SCHELER [89]), das heißt unabhängig von seiner Bestätigung und Modifizierung durch Einzelwahrnehmungen, ständig präsent und läßt uns sowohl die Sensorik wie auch die Körpermotorik subjektiv als auf das Leibganze bezogen erleben. Es gehen darin aber auch die Weisen der leiblichen „Befindlichkeit", des leiblichen In-Erscheinung-Tretens und die Kommunikationsweisen, die der Leib öffnet (z. B. in der körperlichen Arbeit, in der Sexualität usw.), mit ein. Selbst bei einer betont abgehobenen sensiblen Empfindung bleibt doch das Ganze des Körpererlebens als Hintergrund immer mitgegeben, wenn auch oft eigenartig inhaltlos (worauf schon SCHELER bei der Erörterung seines ähnlichen Begriffs des Leibschemas hingewiesen hat). Was damit gemeint ist, kann die Untersuchung der konzentrativen Entspannungsübungen nach ELSA GINDLER durch MEYER [70] zeigen. Hier handelt es sich darum, im „Anspüren" des eigenen Körpers das Leiberleben derart mit positivem Erlebnisgehalt anzufüllen, daß die Organempfindungen nicht in mehr oder weniger objektivierter Vereinzelung, sondern mehr auf das Leibganze bezogen erlebt werden. Indem die Organ- und Körperempfindungen, die wir *haben,* von der Peripherie aus in das Ganze des Körpererlebens und des Körper-Selbst, das wir *sind,* einbezogen werden, gewinnen wir eine das Leibliche akzeptierende Haltung, die die objektivierende Einstellung zum Leib kompensiert. Ähnliches meint wohl auch SCHULTZ [95], wenn er von einer „Erweiterung des Leib (Ich)" beziehungsweise von einer „Körperbeseelung" im Übungserleben des autogenen Training spricht.

Körperschema und Body image sind nicht streng korrelativ zueinander. Dadurch, daß das Body image eine erlebnismäßige Repräsentanz des Körperganzen ist, steht es auch in besonderer Ich-Nähe und in der Nähe zur Möglichkeit der reflexiven Hinwendung zum Leib als Körper-Selbst; in das Body image gehen damit auch Einflüsse seitens der Persönlichkeit ein, so wenn das Leiberleben von der unterschiedlichen libidinösen Besetzung des Leibes her seine besondere Strukturierung erfährt. Darin liegt auch begründet, daß einzelne Körperbereiche im Körperschema beziehungsweise im Körper-Erleben (Body image) unterschiedlich stark repräsentiert sind. Wie POECK (vgl. [82]) gezeigt hat, tritt im Körperschema die Hand besonders differenziert hervor, was vielleicht mit der Ausdehnung ihrer zentralen Repräsentation in der sensiblen Rindenzone zusammenhängt. Dagegen sind im Body image Kopf und Genitale stärker betont, wie BENDER (zit. [31]) mit Hilfe der Simultanreizmethode zeigen konnte. Das Körperschema ist als neurophysiologische Funktion auch gegenüber groben Diskrepanzreizen relativ rigide, so daß es bei Amputierten, wo sensible Rückmeldungen und motorische Stellglieder innerhalb des sensumotorischen Regelkreises ganz fortfallen, zu den bekannten Phantomerlebnissen kommt. Das Body image ist dagegen

weniger starr, zumal es nicht nur vom libidinösen Interesse am eigenen Körper mit-
geformt wird, sondern auch von subjektiven Erfahrungen und Einstellungen zur Umwelt. Dieses hat SCHILDER [92] sehr ausführlich dargestellt, nachdem er schon frühzeitig zusammen mit HARTMANN [42] das Körpererleben, das er terminologisch allerdings nicht scharf vom Körperschema unterschied, als Erlebnisganzes sah, das zum
Substrat für affektive Einstellungen gegenüber dem eigenen Körper werden und das
durch Triebeinstellungen in seinen einzelnen Teilen besonders akzentuiert oder aber
auch verkürzt werden könne. Von hier aus ergeben sich vielleicht Ausblicke auf die
Frage der Wahl des Leibbereiches in der Hypochondrie, die der Frage nach der
„Spezifität" der Organwahl bei psychosomatischen Krankheiten und bei Konversions-
neurosen parallel zu setzen ist.

Das hypochondrische Leiberleben, wie dieses bereits unmittelbar der Schilderung
der Kranken zu entnehmen ist, läßt die starke affektive Besetzung des Leiberlebens
bzw. des Körper-Selbst deutlich erkennen. In seiner objektivierenden Einstellung zu
seinem Leib hat der Hypochonder aber nicht nur seinen Leib als Ganzes zum Quasi-
Objekt, sondern immer wieder sind es Teilbereiche des Leibes, die er gerade als besonders betroffen erlebt und die somit aus dem mehr globalen Körper-Selbst heraus-
gehoben erscheinen. So erlebt unser Kranke Willi H. sein Gehen nicht mehr in der
vollen, unbefangenen Intentionalität dieses Tuns, nämlich als „ich gehe auf etwas zu",
sondern er wird seines Gehens selbst und damit seiner Beine inne, die sich ihm in der
reflexiven Einstellung aus dem Leibganzen abheben und nun Beine sind, welche den
Körper tragen und sich abmühen müssen. In einem hypochondrischen Beachtungsrelief
gliedert sich der Leib dem Kranken nach Teilen und Bereichen, die ihre Valenz von
der hypochondrischen Thematik her finden. Für Willi H. werden im Gehen die Beine
hypochondrisch relevant, in ihrer Ausgliederung aus dem Körperganzen bestimmen sie
nun sein Erleben der schädlichen Anstrengung beim Gehen. Zu anderer Zeit ist es sein
Kopf, der vermittels des Erlebens des Kopfdruckes, oder die Atmung, die sich durch
die „Verkrampfung" seiner objektivierenden Beachtung aufdrängt. In diesem relief-
artig abgestuften Körpererleben des Hypochonders wird die Beziehung der Teilbereiche zum Leibganzen aber fragwürdig, weil sie selbst in eine Vereinzelung als
eigene Quasi-Objekte geraten und ihre Solidarität zum Leibganzen nur noch auf der
Ebene des gefährdeten Funktionierens erlebt wird.

3. Überbewertung und Risiko des Leiblichen

Für den Hypochonder verbleibt sein Leib ständig in der Weise der Vergegenwärtigung und des Bemerktwerdens, wie wir es sonst nur ausnahmsweise im Erlebnis des
Schmerzes, der Ermüdung, aber auch der wohligen körperlichen Entspannung kennen,
wo entgegen der Transparenz des Leibes zu der Welt hin dieser selbst in den Bereich
des Gewahrens und Sichaufdrängens gerät. Der hypochondrischen Einstellung liegt das
fortwährende Bemühen zugrunde, den Leib zum Objekt zu machen, obwohl der
Hypochonder in seinem Leib zugleich immer das betroffene Subjekt bleibt. Jene
Transparenz des Leibes ist ihm verstellt, der Leib wird für ihn zum ständig präsenten
Quasi-Objekt, er zieht sich von der Objektwelt auf seinen Leib zurück. In dieser
reflexiven Hinwendung zum eigenen Leib liegt zugleich aber auch ein Rückgang von
einer sachlichen zu einer subjektzentrierten Einstellung. Damit ist gemeint, daß der
Kranke seine Leibsensationen nicht mehr nur als solche empfindet und bewertet, er
bezieht sich vielmehr in besonderer Weise auf sich selbst als Empfindenden. In jedem

intentionalen Akt ist man zwar ebenfalls nicht nur auf das intentionale Objekt bezogen, sondern „nebenher" auch auf sich selbst als Wahrnehmenden, Fühlenden, Urteilenden. Dadurch ist man seiner selbst als psychischem Subjekt bewußt (vgl. [24]). Der
Hypochonder ist aber nicht bloß nebenher in solcher intentio obliqua (i. S. von
BRENTANO) seiner selbst bewußt, für ihn tritt vielmehr die reflexive Beziehung auf
sich selbst als Leibhabenden und Leibempfindenden ganz in den Vordergrund. Dieses
subjektive Moment der Leibbewußtheit wird damit aber zum Maßstab für die Leibempfindung selbst. Das sachliche Korrektiv durch die tatsächliche Leibsensation tritt
zurück, die Leibempfindung bemißt sich vielmehr nach der einseitig reflexiv bewußten
Subjektivität des Hypochonders. Dieses ist offenbar die intentionale Grundlage der
subjektiven Überbewertung der Leibempfindung.

Der Unterschied zwischen sachlicher und subjektbezogener Einstellung mag am
Beispiel der Sexualhandlung verdeutlicht und differenziert werden. Eine unreflektierte
Hinwendung zum Sexualpartner würde eine rein sachbezogene Einstellung bedeuten,
welche den Partner bloß als leibliches Gegenüber (und damit als Nur-Leib) versteht.
Zugleich bin ich aber auch meiner selbst als sexuell und erotisch Empfindenden und als
auf einen Partner Bezogenen reflexiv bewußt. Diese mehr subjektive Modalität der
Partnerbezogenheit schließt den erotisch-sexuellen Reiz des Partners, seinen Wert für
mich als Liebesobjekt, seine Bestimmbarkeit durch mein Handeln mit ein, also Momente, die über die reinen Objekteigenschaften des Partners hinausgehen und in
meiner eigenen Intentionalität begründet sind. Diese Momente können mit HUSSERL
[50] als „außersachliche subjektive Beschaffenheiten" bezeichnet werden. In diese
reflexive Rückwendung auf die eigene Erlebnismodalität gehen alle diejenigen Einflüsse ein, welche die Sexualität von persönlichen Einstellungen und Wertungen, von
soziokulturellen Normen und von partnerspezifischen Spielregeln her modifizieren
und mit dazu beitragen, die Sexualität zu einem wesentlich eigenen Humanum zu
machen. Diese Überlegung mag zeigen, daß eine sexuelle Partnerbeziehung als rein
sachliche Hinwendung zum Objekt nicht denkbar ist, da zumindest die Wertigkeit
und das „Geeignetsein" des Partners als erotisches oder Sexualobjekt und damit ein
wesentlich subjektives Erlebnismoment dieser Hinwendung inhärent bleibt und nicht
ausgeklammert werden kann. Die Möglichkeit einer Versachlichung der Sexual-
beziehung findet hier also ihre psychologisch begründete Grenze. Eine überwiegend
subjektzentrierte Einstellung macht sich dagegen geltend, wenn der Hypochonder den
sachlichen Kern des Sexualerlebens verfehlt und in seiner reflexiven Subjektbezogenheit
sich selbst vor allem als sichabmühend und kräfteverschleißend erlebt und diese seine
subjektive Empfindung maßgebend für die tatsächliche Sexualempfindung werden läßt.

Das reflexive Bezogensein auf das erlebende Ich und auf das empfindende Körper-
Selbst kann also zunächst volle Erlebnisbewußtheit und Einsichtigsein in die eigene
Intentionalität bedeuten. Dieses Einsichtigsein ergänzt und vervollständigt die rein
sachliche Objektbeziehung. Bei zunehmender Einengung dieses Objektbezuges zu-
gunsten einer einseitig auf das Subjekt *als* Leibempfindenden bezogenen Reflexivität
wird diese jedoch zu einem Befangensein im Subjektiven. Der sachliche Bezug in der
Empfindung des Schmerzes, des Hitzegefühls, des Fröstelns tritt dann zurück, der
Hypochonder zieht sich auf den einseitig-subjektiven Aspekt dieser Empfindung zurück, er hat nur noch sich selbst *als* Schmerz-, Hitze- oder Kälteempfindenden im Blick.
Damit wird er selbst in seiner Subjektivität und mit seinem ängstlichen Gewahren
und Bewerten zum eigentlichen Maßstab der Leibempfindung; die Leibempfindung

selbst vermag das Befangensein im Subjektiven, das heißt die subjektive Überbewertung, nicht mehr sachlich zu korrigieren. Der Hypochonder lebt nur noch aus der subjektiv verstellten Perspektive des gefährdeten Leibes heraus, die reflexive Wendung auf das Körper-Selbst wird zum tragenden Bezugspunkt seines Leiberlebens.

Der Rückzug des Hypochonders auf seinen Leib ist also nicht bloß ein Rückzug von der Welt mit vermehrter Hinwendung zu seinem Leib. Zugleich liegt darin auch ein Rückzug von einer objektzentrierten zu einer *subjektzentrierten Intentionalität*[2]. In seiner reflexiven Einengung auf den subjektiven Erlebnisaspekt entstellen sich ihm die tatsächlichen Leibempfindungen, sie gewinnen ihre besondere Modalität und ihr Gewicht aus dieser subjektiven Überbewertung. Er vermag zu keiner sachlichen, und das heißt: auch zu keiner subjektiv vermittelten sachlichen Hinwendung zu seinem Leib mehr zu gelangen, sondern bloß noch zu einer nur-subjektiven: er *hat* nicht bloß seinen Leib zum Quasi-Objekt, sondern er hat in erster Hinsicht sich selbst als Leibhabenden und Leibempfindenden, damit aber zugleich auch sich selbst als leiblich Gefährdeten.

Der Hypochonder nimmt seinen Leib nicht nur unter dem Gesichtspunkt seiner prinzipiellen Kontingenz und Hinfälligkeit wahr, die ja doch vermittels seiner Transparenz zur Welt relativiert werden kann. Für ihn wird das leibliche Bedrohtsein zum ständigen und seinen reflexiven Körperbezug bestimmenden Thema. Ihm stellt sich nicht die Aufgabe, gewissermaßen unter Einklammerung der leiblichen Hinfälligkeit sich der Welt zuzuwenden. Er sieht es vielmehr als seine primäre Aufgabe und sein wesentliches Anliegen, das *Risiko des Leiblichen* zu vermeiden. Das konkrete Risiko des Leiblichen ergibt sich ihm vor allem aus der Konfrontation mit der Welt. Auch hier macht sich wieder die subjektzentrierte Sichtweise des Hypochonders geltend. Er ist nicht bloß in unmittelbarer sachlicher und auch nicht bloß in reflexiv-wertender Intentionalität auf die Welt bezogen, sondern wesentlich wieder auf sich selbst als Welterfahrenden, und das bedeutet, daß seine subjektive Erfahrungsweise des Gefährdetseins den Maßstab seiner Hinwendung zur Welt ausmacht. Die Welt ist für ihn nicht mehr nur die intersubjektiv gemeinsame Sachwelt, sondern vor allem ist sie eine Welt von leiblichen Gefahren, hinter denen sich jeweils weitere Horizonte von Gefährdungsmöglichkeiten öffnen. Dieses Risiko des Leiblichen zu minimalisieren oder gar auszuschalten, wird für ihn zum zentralen Thema seiner Selbstbehauptung.

Von der besonderen Weise der hypochondrischen Leibgegebenheit her kann man sich dem Problem des leiblichen Risikos noch auf einem anderen Wege annähern. Die reflexive Verkrampfung, in der der Hypochonder seinen Leib „hat", legt nämlich auch die Frage nach der subjektiven *Verfügbarkeit des Leiblichen* nahe. Bereits unsere beiden Krankengeschichten lassen erkennen, wie das eingeengte subjektzentrierte Körpererleben ebenso wie die Abstufung der hypochondrischen Präponderanz sowohl am eigenen Leib wie in der Umwelt ein solches Moment des Verfügenwollens über den Leib implizieren. Die zahllosen hypochondrischen Praktiken, die den Tag des Kranken ausfüllen, sind nichts anderes als stetige ängstliche Bemühungen, seine leiblichen Zustände unter seine Verfügungsgewalt zu zwingen. Viele Hypochondrien vermitteln den Eindruck des Grotesken ja gerade dadurch, daß ein kaum mehr übersehbarer Kontext von hypochondrischen Vermeidungen und Verrichtungen Zustand und Befinden des Leibes manipulieren und absichern soll, daß der Kranke aber letztlich doch

---

[2] Ähnlich scheint MÜLLER-SUUR die Rolle des subjektiven Momentes im psychogenen Mechanismus zu sehen, nämlich im Sinne eines Überwiegens der subjektiven Intentionalität gegenüber der objektiven [73].

auf die grundsätzliche Kontingenz des Leiblichen stößt, die er weder aufheben noch transzendieren kann. Der Herzschlag kann uns in wertend-objektivierender Hinwendung zu einem lästigen Herzklopfen werden, und dennoch wird uns bewußt bleiben, daß die Schlagfolge des Herzens unserer unmittelbaren Verfügung entzogen bleibt. Eine Manipulierbarkeit der Herzfunktion ist nur mittelbar, etwa pharmakodynamisch, möglich, aber auch diese nur innerhalb der Grenzen der biologischen Systemeigenschaften. Der Hypochonder will und kann sich damit aber nicht abfinden. Er muß wenigstens die nur mittelbare Verfügbarkeit über den Leib möglichst „komplett" machen, wie unser Kranker Willi H. sich ausdrückt, um sich gegenüber der vitalen Gefährdung, und das bedeutet auch, gegenüber dem Tod abzusichern. — Das Bestreben, eine weitgehende Verfügung über das Leibliche zu gewinnen, liegt aber bereits in der eingeengten reflexiven Zuwendung zum Leib. Indem der Kranke in seiner subjektzentrierten Intentionalität sich die hypochondrische Gewichtigkeit leiblicher Zustände zur Anschauung bringt und sich ständig seiner Leibsensation vergewissert, will er eine lückenlose und vollständige Kontrolle seiner Leibzustände erreichen. Um diese Kontrolle immer weiter zu vervollkommnen, muß er auf immer neue leibliche Vergewisserung bedacht sein und immer weiter auf den Horizont möglicher weiterer Beschwerden und Krankheitszeichen, die sich ihm an seinem Leib zeigen, hindrängen. An die Stelle eines „Körpervertrauens", das der Hypochonder nicht mehr ungebrochen aufzubringen vermag, tritt bei ihm das Moment des Verfügenwollens; seine subjektive Befangenheit im Leiblichen schließt für ihn zugleich diese Forderung ein, den Leib und seine Zustände unter „komplette" Kontrolle zu bringen.

Zwischen dem Verfügenwollen über den Leib und dem verschärften Risikobewußtsein des Hypochonders besteht offenbar eine enge Beziehung, da das Verfügen über die leiblichen Zustände eben das leibliche Risiko ausschalten soll. So kann für manchen Hypochonder auch nur das Bewußtsein einer möglichst umfassenden Kontrolle seines Leibes und der leibbezogenen Umwelt zu einer gewissen beruhigenden Sicherheit führen. Diese ist jedoch kein wiedergewonnenes Vertrauen in die eigene Leiblichkeit, sondern nur das Bewußtsein, das Menschenmögliche für den Leib getan und dem Risiko entgegengewirkt zu haben. Vielleicht lassen sich so auch Fälle von hypochondrischer Euphorie ([65]; vgl. [3]) verstehen, bei denen ein zusätzlicher Lustgewinn aus der Überzeugung erwachsen mag, der Pflicht gegenüber dem Leib in der richtigen und sachlich notwendigen Weise nachgekommen zu sein.

Das Problem des leiblichen Risikos legt die Frage nahe, in welchem Verhältnis die Realmöglichkeit von Gesundheit zu ihrer subjektiven Möglichkeit steht (vgl. HARTMANN [43]). Die Realmöglichkeit einer störungsfreien Gesundheit ist nur dann „wirklich" gegeben, wenn alle ihre Bedingungen total erfüllt sind. Diese erst durch die Vollständigkeit ihrer Bedingungen gesicherte Realmöglichkeit der Gesundheit ist dem Menschen aber faktisch nie gegeben. Man kann nur mit einer Chance ungestörter Gesundheit rechnen und beispielsweise vom subjektiven Wohlbefinden aus, also nur einer Teilbedingung, im Sinne des pars pro toto induktiv auf die Realmöglichkeit seiner Gesundheit vertrauen. Der „Normale" setzt sich jedoch darüber hinweg, daß die subjektive Möglichkeit seiner Gesundheit nicht mit ihrer Realmöglichkeit zusammenfällt, er überspielt diesen Umstand im Vertrauen auf seine subjektive Chance. Für den Hypochonder liegen die Verhältnisse offenbar umgekehrt. Er hält sich daran, daß die Bedingungen vollständiger Gesundheit nie voll erfüllt sind, und hält Gesundheit schon dann für real unmöglich, wenn nur eine — wenn auch gut begründete — Teilmöglichkeit von Gesundheit gegeben erscheint. Der tiefgreifende *hypochondrische Vertrauensverlust* führt dazu, daß der Kranke auf die subjektive Möglichkeit, d. h. seine Chance von Gesundheit, nicht mehr zu setzen wagt und daß die fehlende Realmöglichkeit der Gesundheit sich für ihn zu einer faktischen Unmöglichkeit von Gesundheit wandelt. Die Empfindung auch nur unbedeutender

Körpersensationen bedeutet für ihn, daß eine gesundheitliche Teilbedingung bereits fehlt und die Sache der Gesundheit selbst korrumpiert ist. Die „Daseinssicherheit" [51] ist ihm damit genommen.

Durch die subjektive „Überbewertung" des Leiblichen und die extreme Risikovermeidung werden für den Hypochonder reziprok die kommunikativen Möglichkeiten eingeengt und verkürzt, die der Leib zur Welt hin öffnet. Ein Beispiel dafür mag wiederum die Sexualbegegnung sein. Ihr besonderes Moment ist die wechselseitige Beziehung der Partner aufeinander oder genauer: die gegenseitige Verweisung eines Geschlechtsleibes auf einen anderen, der zugleich ein personales Gegenüber ist. In dem Blick des Gegenüber ist man selbst wiederum zugleich objektivierter Leib und Person, und in dem Bewußtsein dessen vollzieht sich die Beziehung auf den Sexualpartner. Die Sexualität wird zu einem Sonderfall kommunikativen leiblichen Verhaltens dadurch, daß sie nicht bloß auf ein Objekt bezogen ist, sondern das Verwiesensein der Partner aufeinander beinhaltet. Dieses wechselseitige Verwiesensein bedeutet aber auch ein Angewiesensein aufeinander, und damit hat die Sexualbegegnung auch nur eine gewisse Wahrscheinlichkeit des Gelingens. Darin, daß die Sexualität nur eine Chance der jeweiligen Verwirklichung besitzt, liegt ihr natürliches Risiko. Für den Hypochonder gewinnt die Sexualbegegnung nun aber noch einen anderen Aspekt, der in seinem subjektbetonten Erleben besondere Bedeutsamkeit erlangt. Für ihn liegt die Relevanz des Sexuellen im Spermaverlust, im Kräfteverbrauch, kurz, in der gesundheitlichen Gefährdung. Hierin liegt für ihn eine Möglichkeit des Mißlingens begründet, welche auf ganz anderer Ebene liegt, als das Mißlingen der Partnerbeziehung. Im Sexualverhalten ist der Hypochonder auf sich selbst nicht nur als sexuell Genießenden bezogen, sondern vor allem auf sich selbst als Sperma-Einbüßenden und damit auf das gesundheitliche Übel. Ein Horizont von leiblichen Gefahren macht für ihn die Sexualität in bestimmter Hinsicht relevant; die einzelnen leiblichen Empfindungen und Erscheinungen verweisen ihn signalhaft auf die vitalen Gefährdungen, welche damit aus diesem Horizont konkret in seinen Blick rücken. Die Sexualität ist für ihn vor allem durch ihr gesundheitliches Risiko gekennzeichnet. Mit dieser Einstellung wird aber das eigentlich kommunikative Moment in der Sexualbegegnung verfehlt. In dem Maße, wie die Sexualität für den Kranken eine einseitige perspektivische Bezogenheit auf die leibliche Gefährdung gewinnt, engt sich ihm die Chance eines Gelingens der Partnerschaft ein.

Das Verhalten des Hypochonders in seinem Weltbezug erscheint ganz von dem Risiko des Leiblichen her bestimmt zu sein. Er will dieses Risiko unter allen Umständen minimalisieren, und sei es um den Preis seiner sonstigen Entfaltungs- und Ausgreifmöglichkeiten. Das Paradoxon solchen Verhaltens liegt darin, daß der Kranke sich in seinem Sicherungsstreben letztlich eine Mehrung seiner Möglichkeiten, sich als Leib zu verwirklichen, erhofft, daß er mit dieser ängstlich-vorsichtigen Restriktion aber tatsächlich die Freiheitsgrade seines Handelns und seiner Kommunikation mit der Welt ernstlich einschränkt [3].

---

[3] Hier mag eine eigenartige Parallele zu der Haltung des Paranoikers gesehen werden können. Der Hypochonder beschränkt durch die Minimalisierung des vitalen Risikos die Freiheitsgrade seines Verhaltens und strebt beim Risiko null schließlich auch einem Freiheitsgrad null zu. Ganz ähnlich gelangt der Paranoiker mit wachsender Gewißheit seines Wahnes zu einer zunehmenden Beschränkung seiner persönlichen Freiheitsgrade, hier kontrastiert die Einengung der Freiheitsgrade gleichfalls mit der subjektiven Selbstgewißheit und inneren Überlegenheit, wie sie im paranoischen Wahn liegen.

In der hypochondrischen Einstellung zum leiblichen Risiko tritt uns eine bestimmte *Werthaltung* entgegen. Die subjektive Überbewertung des leiblich sich Zeigenden schließt eine Überwertung der vitalen Gesundheit mit ein. Dem Hypochonder wird der Wert der Gesundheit zu einem Leitwert für alles, und von dieser Überwertung her wird sein ganzer Umweltbezug einseitig thematisch bestimmt. Hier zeigt sich ein Wertproblem, welches über eine bloß deskriptiv-psychopathologische Sicht der Hypochondrie hinausreicht. Es kommt vor allem darin zum Ausdruck, was man das hypochondrische Paradoxon nennen kann: die Überwertung der Gesundheit, die Verabsolutierung des Gesundheitswertes wird selbst zur Krankheit. Indem der Hypochonder das Krankheitsrisiko ausschalten will und in einer Art von Egozentrizität seine vitale Gesundheit überwertig macht, verfällt er in sein hypochondrisches Kranksein. In dieser Feststellung liegt zugleich ein weiteres Problem, und zwar ein Erkenntnisproblem des psychiatrischen Beobachters. Die Gesundheit ist ein allgemein geschätzter Wert und die Sorge um die Gesundheit ein Grundanliegen des Menschen. Es taucht deshalb die Frage auf, wo denn die Grenze zur Hypochondrie liegt. Wann ist die Sorge um den Leib eine überwertige? Wenn wir von einer Überwertung der vitalen Gesundheit sprechen, so kommt darin auch zum Ausdruck, in welcher Weise wir als Beobachter den Hypochonder wertend sehen und beurteilen. Der Hypochonder erweckt im Beobachter eine bestimmte wertende Stellungnahme etwa der Art: die Gesundheit wird überwertet, und zwar zu Lasten anderer Werte, die auch der Hypochonder anerkennen und verwirklichen könnte. Mit einer solchen Aussage wird aber keine unmittelbare Sacheigenschaft des Hypochonders beschrieben, sondern eine mehr subjektive Erscheinungsweise des Hypochonders für *unsere* wertende Reflexion. Unser wertendes Urteil ist also letztlich der Maßstab, die Überwertung der Gesundheit als hypochondrisch zu definieren. — Ein ganz ähnliches Problem stellt sich bei der Beurteilung anderer abwegiger Seinswesen, wie zum Beispiel bei psychopathischen Persönlichkeiten. Das persönliche Werturteil des Beobachters ist hier ein entscheidendes Kriterium für die Typisierung solcher Persönlichkeiten als abnorm haltlos, willensschwach oder gemütlos. Auch hier handelt es sich weniger um eine unmittelbare Sacheigentümlichkeit des ‚Psychopathen', sondern um einen subjektiven Eindruck, der im Beobachter erweckt wird und von dem erst noch geklärt werden müßte, welche tatsächlichen Voraussetzungen (z. B. Einstellungen, Vorurteile) dazu beim Beobachter vorliegen und wieweit dem wertenden Urteil auch ein objektiver Normbezug zugrundeliegt. — Für eine Methodenbesinnung in der Psychiatrie wird es eine bedeutsame Aufgabe sein, den subjektiv-wertenden Aspekt in Diagnosen wie „Hypochondrie" oder „abnorme Persönlichkeit" richtig zu erkennen und zu reflektieren. Man wird Möglichkeiten finden müssen — die bisher kaum erkennbar sind —, diese wertungshaltigen Typisierungen des Psychiaters in ihrer spezifischen Relativität einschätzen zu lernen und sie zu relativ sachlichen zu machen. In dem Paradoxon des Hypochonders, daß die Überwertung der Gesundheit zur Krankheit wird, liegt ein Wertproblem, welches die Grenzen einer sich als wertungsfrei verstehenden Psychopathologie überschreitet. Die Analyse der intentionalen und logischen Implikationen solcher Bewertungen beim psychiatrischen Beobachter und die Untersuchung ihrer normativen Bezüge dürften ein Weg sein, diesem Wertproblem angemessen zu begegnen und damit zugleich die aus einem bürgerlichen Wissenschaftsideal herrührende Fiktion einer wertungsfreien Psychopathologie aufgeben zu können. Auf der anderen Seite erscheint es sinnvoll und auch möglich, psychiatrische Werthaltungen, die einer Typisierung wie „hypochondrisch" implizit inhärent sind, operational zu bestimmen und also empirisch zu erfassen und zu kontrollieren.

Eine solche Fragestellung würde nicht ohne Berücksichtigung soziokultureller und sozioökonomischer Faktoren zu behandeln sein. Bekanntlich hat es Epochen gegeben, z. B. im 18. Jahrhundert, wo die Beschäftigung mit der Gesundheit eine verbreitete Zeiterscheinung war und parallel dazu die „Hypochondrie" nicht nur eine häufig gestellte Diagnose war, sondern im Publikum auch zu einer beliebten Modekrankheit wurde (vgl. [30]). Vermutlich war dieses Grassieren der Hypochondrie an bestimmte soziale Schichten und deren sozioökonomischen Voraussetzungen gebunden. So stellt sich auch die Frage, wieweit die Entwicklung des modernen Krankenversicherungssystems, die verfügbaren Institutionen des Gesundheitswesens, aber auch die Krankenrolle, wie sie in der heutigen Gesellschaft, etwa im Sinne der Kriterien von PARSONS definiert ist, die professionellen Überzeugungs- und Handlungssysteme der Ärzte und Massenmedien Einfluß auf heutige Vorstellungen und Bewertungen der vitalen Gesundheit in der Bevölkerung haben. So ist bemerkenswert, daß nach einer Mitteilung des Allenbacher Instituts für Demoskopie vom März 1968 den Befragten die Gesundheit eine vorrangige Sorge bedeutet, und zwar noch vor der Sorge um das Alter oder um das Geld. Zu fragen ist, ob die Freistellung von wirtschaftlichen Sorgen die Aufmerksamkeit vermehrt auf die Gesundheit lenkt und wieweit umgekehrt die Gesundheit als wesentlicher und legitimer Faktor in den Blick gelangt, um in dem System einer Produktionsgesellschaft funktionstüchtig bleiben und konkurrieren zu können. PFLANZ [78] weist darauf hin, daß gesundheitsbezogenes Verhalten im Sinne einer „Gesundheitspflicht" zur allgemeinen Norm erhoben wird. Von diesem soziokulturellen Hintergrund hebt sich erst Hypochondrie als etwas Krankheitswertiges ab, und das bedeutet zugleich, daß auch der wertende psychiatrische Beobachter nicht unabhängig von solchen Bezügen zu sehen ist.

4. Die Perspektivität des hypochondrischen Verhaltens

a) Zum Aufbau von Verhaltenseinheiten

Die ursprüngliche Leibgegebenheit wird beim Hypochonder zur ständigen Leibbezogenheit. Dem Nichthypochonder bleibt zwar ebenso stets die Möglichkeit, sich auf seinen Leib oder einzelne Leibbereiche in objektivierender Einstellung zu beziehen, dieses wird bei jeder Verletzung oder Krankheit oder auch nur einem momentanen Schmerzempfinden geschehen können. In der Hypochondrie wird diese Möglichkeit jedoch zu einer fast ständigen Realität. Wie wir den Beschwerdeschilderungen von Kranken entnehmen können, stehen zunächst Einzelwahrnehmungen am Körper im Vordergrund, die den Hypochonder beunruhigen. Es sind Einzelwahrnehmungen der verschiedensten Sinnesgebiete, z. B. ein dröhnendes Mithören der eigenen Stimme oder des Pulsschlages; sonst unbemerkte Druck- oder Berührungsempfindungen auf der Haut; protopathische Empfindungen von Muskelspannungen, Gelenkbewegungen und der Gravitationsschwere in erhobenen Gliedmaßen oder beim Gehen; haptische Empfindungen wie Geblähtsein; Veränderungen des Allgemeingefühls wie Mattigkeit, Kraftlosigkeit. Wenn auch in den hypochondrischen Einzelbeschwerden das Gewicht zunächst auf nur einzelnen Sinnesgebieten, auf einer Einzelwahrnehmung zu liegen scheint, so zeigt sich doch, daß jede Einzelwahrnehmung nicht nur durch die Beziehung auf das Leibganze ihren Bezugrahmen findet, sondern daß sie sich auch mit anderen Sinnesempfindungen und mit anderen sensorischen und sensiblen Aspekten des hypochondrisch Befürchteten verbindet. So ist unserem Kranken Willi H. mit der Kälteempfindung auf der Haut zugleich auch die Empfindung und das Sehen der „Gänsehaut", zumindest aber ihre sensorische Erwartung gegeben, diese Wahrnehmung verbindet sich zugleich auch mit der Allgemeinempfindung von Schwäche und Hinfälligkeit. Die Wahrnehmung des Hypochonders ist damit ein intersensorielles Ganzes. Darüber hinaus umfaßt sie aber noch weitere, vor allem motorische Aspekte und wird dadurch zu einer umfassenderen Verhaltenseinheit. Wir meinen damit nicht nur die Verbindung von Sehen und gerichteter Bewegung (im Sinne des Gestaltkreises von WEIZSÄCKER), wie sie ganz vordergründig etwa bei der Racheninspektion erscheint: Beim Verspüren eines verdächtigen Kratzens im Halse öffnet unser Kranker Kurt N. seinen Mund, er rückt an den Spiegel und drückt die Zunge herab, um freiere Sicht zu haben. Dies alles sind bestimmt gerichtete Bewegungen, mit denen er sich seinen Rachen zur Ansicht bringt und sich selbst überhaupt erst in ein optisch wahrnehmendes Verhältnis zu diesem Körperbereich setzt. Vielmehr denken wir auch zum Beispiel an das Handauflegen beim Herzhypochonder. Der Griff an die Herzregion hat für ihn nicht allein hinweisenden Ausdruckswert. Die aufgelegte Hohlhand — es sind nicht die tastend explorierenden Fingerkuppen — stellt eine gleichermaßen schützende wie nach außen abschließende Gebärde dar, welche sich mit der Empfindung des Herzklopfens verbindet und das Hinhorchen auf das Herz intensiver und ausschließlicher erscheinen läßt. Weiter denken wir aber auch an probatorische Bewegungen von Gliedmaßen oder in der Halswirbelsäule, bei Kurt N. sogar der Bulbi, mit denen der Hypochonder sich bestimmter ängstigender Empfindungen immer wieder zu vergewissern sucht und die bloße Wahrnehmung zu einem sensumotorischen Wahrnehmungsverhalten machen.

Wie die Motorik unmittelbar mit in die Bedingungen von Sinneswahrnehmungen eingehen kann, zeigen in besonderer Weise die Berührungs- und Druckempfindungen der Haut. Da Tangentialzerrungen der Haut der adäquate Reiz für die Berührungsreceptoren sind und diese sich relativ rasch adaptieren können, ist eine ständige Reizvariation durch Bewegung notwendig, um die volle Sinnesempfindung aufrechtzuerhalten. Infolge Adaptation wird die Berührung der Kleider auf der Haut kaum mehr wahrgenommen; erst bei Bewegungen und dadurch verursachter tangentialer Zerrung der Haut wird diese Berührung wieder spürbarer. Wir sahen einen Hypochonder, der sich durch ständige leichte probatorische Bewegungen die Berührungsempfindung der Kleidung und seiner Hosenträger aufrechthielt und ganz auf diesen taktilen Wahrnehmungsaspekt der Kleider, der sonst nur Hintergrundcharakter hat, eingeengt war und sich in lästiger Weise irritiert erlebte.

Umgekehrt ist es bemerkenswert, wie perceptive Hinwendung die Motorik unmittelbar beeinflussen kann. So konnte MEYER [70] zeigen, daß die bloße konzentrative Hinwendung zu einer Extremität eine Anhebung der tonischen Grundinnervation der entsprechenden Muskeln und eine Bahnung ihrer Eigenreflexe nach sich zieht. Es handelt sich dabei um eine Erscheinung, die offenbar nicht nur für die physiologische Bewegungskontrolle von Bedeutung ist. Möglicherweise ist die vermehrte tonische Hintergrundaktivität des Gammasystems und damit die Erregung der sensiblen Muskelreceptoren eine Grundlage für eine Bahnung des Alphasystems bei bestimmten psychischen, vor allem emotionalen Einstellungen.

Noch komplexere Verhaltenseinheiten zeigen sich, wenn wir das Wahrnehmungsverhalten des Hypochonders unter dem besonderen Aspekt seiner überwertigen reflexiven Einstellung zu seinem Leib sehen und weiterhin, wenn wir den unmittelbaren Eigenbereich des Hypochonders überschreiten und seine kommunikative Beziehung zur Umwelt und vor allem sein wahrnehmendes und handelndes Verhältnis zu anderen bedenken. Wir kehren zu dem Beispiel unseres Kranken Willi H. zurück: Wenn er im Gehen auf seine Beine achtgibt, so treten aus der Bewegungsgestalt des Gehens die Gelenkbeugung im Knie, die Anspannung der Wadenmuskulatur, das Tragen des schweren Rumpfes isoliert hervor. In der wahrnehmenden Hinwendung ist die Gangbewegung bereits verändert, die Beine werden nur noch mit Anstrengung bewegt. Der Gang ist nicht mehr spontane Bewegung, durch die Willi H. — seinen Leibraum

[102] erweiternd — mit der Welt kommuniziert. Der Gang ist nicht nur auf das Ziel gerichtet, sondern Willi H. bewegt seine Beine auch, um der Bewegung als Mühsal und des Auftretens als Widerstand inne zu werden. „Es sind jetzt die Beine, die bewußt den Körper tragen, die viel auszuhalten haben". Ähnlich verändert sich unter seiner subjektzentrierten Hinwendung die Atemmotorik. Indem er darauf achtgibt, verändert sich die Ausatmung, was wiederum Aufmerksamkeit auf sich zieht und das Empfinden des Schwererwerdens der Atmung hervorruft. Ganz ähnlich hat bereits Christian [15] in seiner Mitteilung über Atemhypochonder beschrieben, wie die Atmung unter der selbstbeobachtenden Vergewisserung sich entstellt, was sie dann noch weiter aus der leiblichen Unbemerktheit herausrücke.

Die reflexive Beachtung motorischer Regelgrößen in der hypochondrischen Selbstbeobachtung wird damit zu einem eigenen Störmoment, das sich auf motorische Stellgrößen beeinträchtigend auswirken kann. Vor allem aber gewinnt der Hypochonder von seinen eigenen motorisch-vitalen Vollzügen infolge einseitiger Informationsauswahl und verzerrter Bewertungsfunktion ein *„internes Modell"*, welches sich den vermeintlichen vitalen Mißerfolgen stetig anpaßt, seinerseits aber das Vorbild für das vitale Rückzugsverhalten und für die Restriktion und Schoneinstellung bei den motorischen Vollzügen abgibt. Dieses interne Modell der hypochondrischen Leistungsdefizienz, welches selbst zum Maßstab für die leistenden Vollzüge wird, ließe sich aus vielen Beispielen der klinischen Beobachtung abheben. Im hypochondrischen Erleben ist zwar die hypochondrische Körpersensation in ihrer „Überbewertung" das primär Hervorstechende. Sie verbindet sich aber mit anderen Erlebnis- und Verhaltensmodi so weit im Sinne eines integrativen Zusammenwirkens [39], daß es als intermodal bezeichnet werden kann.

b) Die thematische Relevanz

Wir kommen auf die Frage zurück, welches Moment es ist, das die Leibbezogenheit und das sonstige Verhalten erst zu hypochondrischen macht. Am Beispiel der Sexualbegegnung hatten wir gesehen, wie diese beim Hypochonder eine besondere thematische Bedeutsamkeit von dem leiblichen Risiko, von der Gesundheitsgefährdung her erlangen kann, also eine einseitige subjektive Relevanz, welche die in der Sexualität liegenden kommunikativen Möglichkeiten verfehlen läßt. In seiner Bezogenheit auf das gesundheitliche Übel sind es bestimmte körperliche Gegebenheiten, die den Kranken auf Gefahren verweisen: Spermaverlust und Schweißausbruch bedeuten Kräfteverlust und Auslaugung, Ermattung verweist auf Schwächung infolge der Anstrengung, Herzklopfen zeigt kardiale Überforderung an. Dieser Horizont an Gefährdungen, auf den der Hypochonder durch das Leibliche hindurch gerichtet ist, wird durch die besondere *thematische Relevanz* zusammengehalten, welche seinen Gesichtskreis bestimmt. Alles Leibliche hat für ihn die Bedeutung dieser subjektiven thematischen Relevanz und ist somit auf einen Horizont möglicher Gefährdungen bezogen. Bestimmtes Leibliches, bestimmte Empfindungen und Sensationen verweisen ihn signalartig auf Gefahren, die aus diesem Horizont heraus in den Vordergrund rücken und Aktualität gewinnen. Umgekehrt erhalten die leiblichen Gegebenheiten von diesem Horizont her ihren spezifischen hypochondrischen Aspekt. Dabei kommt sich der Hypochonder als Realist vor, wenn ihm die vitale Auslaugung und Schwächung als Sacheigentümliches des Sexualaktes gelten. Die darin liegende thematische Relevanz macht seine besondere Sichtweise offenkundig, die eben auf jenen Horizont vitaler

Gefahren gerichtet ist. — Ein anderes Beispiel für den kommunikativen Bezug zur Welt, den unser Leib vermittelt, ist die Arbeit. In der Arbeit können sehr verschiedene motivationale Aspekte als relevant zusammentreffen. Neben dem eigentlichen Handlungserfolg, dem Arbeitsentgelt und damit dem Bestreiten des Lebensunterhaltes, seien nur das persönliche Leistungsstreben und das mehr zukunftsorientierte Streben nach sozialer Anerkennung und sozialem Status genannt. Eine allgemein relevante Größe ist die Relation zwischen Arbeitsaufwand und Arbeitserfolg (im Sinne der sogenannten Einsatzwirtschaftlichkeit der Arbeit). Für den Leistungshypochonder tritt hier jedoch eine Verschiebung der thematischen Relevanz ein: An die Stelle des geleisteten Arbeitsaufwandes tritt bei ihm der Aufwand und Verschleiß an eigener vitaler Substanz. Das Aufbrauchen der Kräfte, das „Hinhalten der Knochen" werden für ihn zum wesentlichen Aspekt der Arbeit, welcher in seiner Sicht in keinem annehmbaren Verhältnis zum Arbeitserfolg steht. Durch die Anstrengung in der Arbeit hindurch ist er wiederum auf einen Horizont von leiblichen Gefährdungen bezogen, das Sich-anstrengen wird zu einem Signal, das die „Überanstrengung" und die Auslaugung seiner Kräfte als konkrete Übel in seinen Blick treten läßt.

Die besondere thematische Relevanz des Hypochondrischen erstreckt sich aber auch auf die Umwelt des Kranken. Viele Umstände der ihn umgebenden Welt: die Zugluft, Bakterien, Einatmen von Zigarettenrauch, Wetterumschlag und dergleichen finden im Leiblichen ihren perspektivischen Bezugspunkt, indem sie als Erkältungs-, Ansteckungs- und Krebsgefahr für den Leib Relevanz gewinnen. Den zahllosen Verrichtungen, die der Kranke auf seine leiblichen Bedürfnisse hin unternimmt: Desinfizieren, Umschläge, Umbinden von Katzenfellen usw., ist die Bezogenheit auf die hypochondrische Thematik abzulesen. Der gemeinsame Nenner der aus der Umwelt drohenden Gefahren und der hypochondrischen Praktiken ist für den Kranken ihre gesundheitliche Bedeutsamkeit. So entsprechen vitale Gefahren und hypochondrische Abwehrmaßnahmen einander, ihre thematische Valenz hängt aber jeweils von ihrer perspektivischen Nähe oder Ferne zum Leib des Hypochonders und damit von dem Bezug zum vitalen Risiko ab.

c) Die perspektivische Struktur des hypochondrischen Verhaltens

Thematisch ist der Hypochonder auf die vitale Gefährdung zentriert, und diese subjektive Relevanz bestimmt seinen Gesichtskreis möglicher konkreter Gefahren. Dieser Gesichtskreis hat die Weise des horizonthaften Bewußtseins, das heißt, hinter den leiblichen Gefahren, die der Kranke durch die Körpersensationen hindurch im Blick hat, erstrecken sich weitere Aspekte des Übels, die noch nicht zur Anschauung kamen, und weitere leibliche Gefahren, die jeweils erst noch in den Blick kommen und somit in vermehrte apperzeptive Nähe zum Leib geraten können. Diese *horizonthafte Abstufung* der Leibwahrnehmung (wie auch des Umweltbezuges) in ihrer Bezogenheit auf die hypochondrische Relevanz möchten wir in Anlehnung an GRAUMANN [39] als die besondere *Perspektivität* des hypochondrischen Erlebens verstehen. Zur näheren Abgrenzung dessen, was damit gemeint ist, mag auf einen Vergleich, den GRAUMANN zieht, zurückgegriffen werden:

Bei der Erörterung der Frage, welche Geschwindigkeitsbegrenzung in Ortschaften gelten soll, ist es von Bedeutung, ob die Urteilenden Kraftfahrer oder Fußgänger sind. Jeder beurteilt diese Frage zunächst *als* Fußgänger oder *als* Kraftfahrer, das heißt danach, wie sein habituelles Verhaltensschema von der Regelung betroffen wird. Dadurch, daß der Kraftfahrer einmal genötigt ist, zu Fuß zu gehen, ergibt sich ihm auch eine andere Sicht, die Sicht des Fußgängers. Er verfügt nun über zwei Hinsichten auf den Sachverhalt; jedoch vermag er noch zu weiteren Hinsichten zu gelangen, und zwar unter gegenseitiger Durchdringung und Zentrierung seiner Sichtmöglichkeiten auf den Sachverhalt. Eine Sicht hat dabei für ihn eine größere subjektive Gewichtigkeit als die andere, je nach seinem eigenen Betroffensein durch die angestrebte Geschwindigkeitsregelung.

Die strikte Dominanz nur einer Sichtweise wäre der Sonderfall perspektivischen Verhaltens, wie wir es beim Hypochonder finden. Die einseitige Akzentuierung der leiblichen Gefährdung engt den Gesamthorizont des Wahrnehmens und sonstigen Verhaltens ein, sie macht das gesundheitlich Relevante zum bevorzugten Gesichtspunkt und führt schließlich zu der Tendenz, alles am Leib und in der Umwelt sich Zeigende nach den Kategorien „krank" bzw. „krankmachend" und „gesund" bzw. „gesundmachend" zu polarisieren. Am Beispiel des kognitiven Verhaltens in Hunger- und Durstsituationen konnte GRAUMANN aufzeigen, daß die Perspektivität ein Strukturierungsprinzip des Verhaltens ist, das durch alle psychischen Modalitäten hindurchgeht. Die reliefartige Abhebung des Betonten vom Unbetonten wird dabei desto stärker von der subjektiven Relevanz her bestimmt, je eindeutiger und strikter diese Relevanz ist und je mehrdeutiger dagegen der allgemeine Verhaltensspielraum bleibt.

Vom Begriff der Perspektivität her ergeben sich enge Beziehungen zu der persönlichkeitszentrierten Wahrnehmungsforschung und zu dem Begriff der social perception. So läßt sich die Festlegung des Hypochonders auf die einseitige thematische Relevanz der leiblichen Gefährdung auch als ein Festgelegtsein auf eine Hypothese im Sinne der Hypothesistheorie von BRUNER u. POSTMAN (vgl. [10, 11]) verstehen. Nach dieser Theorie wird jedes Wahrnehmungsverhalten von vorgegebenen Erwartungen, Bereitschaften oder „Hypothesen" bestimmt. Die Erwartungseinstellung organisiert die Wahrnehmung, „auf Ereignisklassen in der Umwelt selektiv zu antworten". Eine Erwartung oder Hypothese wird durch frühere Erfahrungen maßgeblich mitbestimmt. Sie findet durch neue Informationen desto eher Bestätigung, je stärker und ausschließlicher, je „monopolistischer" sie von vornherein ist. Ganz ähnlich wird man vom Hypochonder sagen können, daß bereits geringe Angstsignale aus Leibsensationen oder aus der Umwelt, etwa ein Frösteln oder Zugluft, ausreichen, um seine „Hypothese" der Gesundheitsgefährdung zu bestätigen; umgekehrt ist diese seine Hypothese aber auch stark genug, um die Angstsignale sofort als Krankheits- oder Gefahrenzeichen zu identifizieren. Jede neue einschlägige Erfahrung bestätigt seine Hypothese und festigt seine Erwartungshaltung, welche seinen ganzen Umwelt- und Leibbezug dahin strukturiert, daß auch seine weiteren Erfahrungen wiederum hypochondrisch relevant sein werden.

Es mag hier angebracht sein, einen Blick auf Differenzen zwischen hypochondrischer und phobischer Einstellung zu werfen. Es wird zwischen Phobie, wenn sie Leibliches betrifft, und Hypochondrie oft keine scharfe Grenze gezogen; freilich kann auch die Abgrenzung einer Herzhypochondrie von einer Herzphobie manchmal etwas künstlich erscheinen, zumal wenn sich eine hypochondrische Einstellung sekundär zu einer Herzphobie hinzugesellt. Unter einer Phobie würde man eine unmittelbare und an konkrete Situationen oder Objekte gebundene Angst verstehen, wobei das Objekt auch der eigene Leib sein kann. Unmittelbar ist diese ängstliche Objektbeziehung deshalb, weil das phobische Erleben den Feldkräften einer Situation folgt und von diesen unmittelbar abhängt [25]. So sind bei der zwangsneurotischen Phobie phobisches und Abwehrverhalten nach dem Kräfteverhältnis der situativen Feldgradienten aufeinander bezogen. In der Phobie besteht keine Ich-Dominanz, der Phobiker kann somit auch keine phobische Erfahrungswelt in dem Sinne aufbauen, wie es bei der hypochondrischen Erfahrungswelt der Fall ist, in der das eine auf das andere perspektivisch bezogen ist; der Phobiker bildet sich stattdessen nur eine summierte, aber in sich wenig zusammenhängende Erfahrung phobischer Objekte und Angstsignale einerseits, wirksamer Abwehrhandlungen andererseits. Beim Hypochonder liegen die Verhältnisse anders. Seine „Hypothese" hat keinen zwanghaft-obsedierenden und auch keinen angstneurotisch-überwältigenden Charakter, sie bedeutet auch nicht bloß Angst oder Nicht-Angst wie beim Phobiker, sondern liegt auf einem höheren integrativen Niveau des Verhaltens. Im Gegensatz zur unmittelbaren, den Feldkräften folgenden Dynamik des phobischen Verhaltens ist beim Hypochonder eine Bewertungsfunktion, welche auf den Wert der vitalen Gesundheit bezogen ist, dazwischengeschaltet und vermittelt zwischen der eigentlichen Gegenstandserfassung und dem Verhalten. Diese hypochondrische Einstellung bestimmt nicht allein das Wahrnehmungsverhalten in der konkreten Situation, sondern geht in deutlicher Zukunftbezogenheit in eine hypochondrische Erfahrungswelt mit ein. Darin steht die hypochondrische Einzelsituation nicht mit ihrem Eigengewicht für sich, sondern sie ist auf den Zusammenhang der bereits gemachten Erfahrungen bezogen und bestätigt oder erweitert diesen, indem sie selbst — in der zeitlichen Retention — zu einer gemachten Erfahrung wird. Auch das hypochondrische Vermeidungsverhalten ist — ungleich der Phobie — nicht allein vom unmittelbaren Kräftespiel im situativen Feld beherrscht, sondern es wird gleichfalls von dem hypochondrischen Erfahrungshintergrund mitbestimmt und ist damit in einer gewissen „sachlichen" Hinsicht auf die gesundheitliche Gefährdung bezogen; das phobische Verhalten ist dagegen in bezug auf das phobische Objekt relativ blind und zufälliger. Auch wird man einen wesentlichen Unterschied in der Bedeutung des phobischen Angstanfalles und seiner ängstlichen Erwartung für den Phobiker sehen können. Der Hypochonder steht nämlich mit seiner Persönlichkeit durchaus hinter seiner Angst, die für ihn ja nicht Verschiebung einer „inneren" Angst nach außen ist, sondern auf der Konzentration seines libidinösen Interesses auf den eigenen Leib beruht. Nicht nur der Stellenwert der phobischen Angst innerhalb der Persönlichkeitsorganisation ist ein anderer, beherrschend ist bei ihr gegenüber der Hypochondrie die an die konkrete Situation geknüpfte „Angsterfahrung, deren Wiederkehr gefürchtet wird" [36] und die als Situationsangst festgehalten wird. Die angstneurotische Phobie geht erlebnismäßig meist ganz im Erleben oder Befürchten der Angst und in dem panikartigen Gelähmtsein durch die Angst auf. Dennoch kann sich etwa bei einer Krankheitsphobie oder wenn sich die Angstsymptomatik auf einen nur noch vegetativ ablaufenden Anfall (z. B. eine Tachykardie) reduziert hat, ein Vermeidungs- und Pflegeverhalten einspielen, das mehr und mehr hypochondrische Züge annehmen und schließlich zu einer sekundären hypochondrischen Entwicklung überleiten kann.

Der Begriff der Perspektivität mag an den Modalitäten der Leibbezogenheit noch näher veranschaulicht werden. Bereits bei der optischen Wahrnehmung (aus deren Bereich ja die Vorstellung der Perspektive stammt) ist deutlich, wie das Subjekt primär als Leib Bezugsort der Sinnesempfindungen ist und wie der Leib mit der Informationsaufnahme Durchgangsbereich zwischen Außen (der Welt) und Innen (dem wahrnehmenden Subjekt) ist, so daß sich im Sehen eine perspektivische Beziehung der Dinge der Außenwelt zu meinem Leib und damit zu mir ergibt. Umgekehrt erscheint auch die Gliederung des Body image oder Körperraumbildes [100], wie man hier richtiger sagen könnte, auf die des äußeren Raumes bezogen. Was ich „vor mir" habe, steht frontal zu meinem Körper; entsprechend sind die Lokalisationen nach rechts, links,

oben und unten von meinem Körper als Bezugspunkt her gesehen. Der Raum selbst gliedert
sich im subjektiven Erleben nicht nach cartesischen Koordinaten, wie häufig unterstellt wird,
sondern nach Polarkoordinaten mit dem eigenen Leib als Ursprung und der Nullrichtung
„geradeaus", von der aus Winkelabweichungen als rechts, links, oben, unten erlebt werden.
Ganz entsprechend erfolgt die räumliche Orientierung am eigenen Körper. Das, was „hinter
mir" ist, ist stets das dorsal Liegend, was sich also vom Rücken aus in den Raum erstreckt.
Der Horizontcharakter dieses „hinter mir" zeigt sich darin, daß es durch Drehung nach und
nach zur Anschauung gebracht werden kann und dann zu einem „vor mir" Liegenden wird.
Der eigene Rücken wird nicht nur als „hinten" erlebt, weil es ihm stets an der Anschaulichkeit
mangelt, sondern weil er stets als „hinten von mir" erlebt wird. Die horizonthafte Gliederung
des Körperraumbildes scheint auch von Körperlage und -bewegung abhängig zu sein. In
eigenen Untersuchungen zum Körpererleben Schwangerer [27] ergab sich, daß eine zunehmende Ausgliederung des Kindes aus dem Körper-Selbst während des letzten Schwanger-
schaftsdrittels nicht unabhängig von der offenbar wesentlichen Vorbedingung zu sehen ist, daß
die Leibesfrucht sich ventral, also „vorn von mir", befindet. Diese Erstreckung des graviden
Leibes nach vorn scheint eine Voraussetzung dafür zu sein, das Kind in der Distanz von sich
selbst erleben und als eigenes Selbst objektivieren zu können.

Nicht unerwähnt seien auch die perspektivischen Bezüge zwischen der haptischen Umwelt
der Bekleidung und dem Leib- und Personbereich. Die Kleidung hat — gewissermaßen als
Verlängerung des Außenleibes — eine erhebliche soziale Relevanz, indem sie zum Beispiel das
Erscheinen in der Geschlechtsrolle und damit auch die Erwartung an die Erfüllung dieser Rolle
anzeigt. Das wechselseitige Verweisen der Kleidung auf den Leib einerseits, auf die Umwelt
andererseits wird besonders deutlich, wenn man sich ihrer entledigt und der Leib nun in auf-
dringlicherer Nähe als durch die Verhüllung hindurch erscheint. Es wird dabei enthüllt, was
vorher implikativ mitgegeben war, nämlich das Nackte. Das Nackte bedeutet insofern eine
vermehrte Objektivierung des Leibes, als dieser sich dem Blick unmittelbarer darbietet und als
angeblickt erlebt wird. Doch sagen wir nicht: mein Leib ist nackt, sondern wir betonen die
Subjekthaftigkeit des Leibes und sagen: ich bin nackt. Die Entkleidung ist nicht nur Freilegung
des Nackten, sondern sie ist auch Fortfallen einer Außenzone der Person. Denn die Kleidung
ist in einer mich persönlich angehenden Weise auf meine Geschlechts- und Berufsrolle und auf
meinen Sozialstatus bezogen, nur in der gemäßen Kleidung vollzieht sich auch die geschlechtsspezifische Art des Gehens und Sich-Bewegens am ungezwungensten. Die Kleidung vermittelt
also einen gewissen Anteil der Kommunikation mit der sozialen Umwelt. Der entkleidete Leib
kann diese Funktion nur unvollkommen erfüllen; die geschlechtsspezifische Art des Auftretens
ist im Nackten zwar eindeutiger, aber doch weniger abgestuft. Das Nackte nivelliert, indem
mit der Kleidung auch ihr informativer Gehalt und die von daher geprägte Perspektive des
In-Erscheinung-Tretens fortfallen. — Auch in der Situation des Kranken hat das Sich-Ent-
kleiden nicht allein die Bedeutung, den Körper für die Untersuchung freizulegen und ihn für
die Aufnahme im Bett bereitzumachen. Mit den Kleidern entledigt sich der Kranke auch einer
sozial bedeutsamen Außenschicht, die auf einen bestimmten Horizont sozialer Verhaltensweisen verweist. Die Kleider selbst, indem sie fortgeräumt werden, rücken in die Entfernung
eines Horizontes, der alles das impliziert, was das spätere Wiederaufstehen beinhaltet. Zugleich gewinnt der Kranke aber eine neue haptische Umwelt, nämlich Nachthemd und Bett,
welche ihrerseits die Sozialrolle des Kranken bezeichnen und auf einen ganz eindeutig festgelegten Horizont von Rücksichtnahme und Fürsorge verweisen, aber auch das Selbstverständnis des „Krankseins" mitbestimmen. So äußerte eine Kranke: „Wenn man im Bett liegt, kann
man viel besser über seine Krankheit sprechen, weil man sich sicherer und mehr als Patient
fühlt. Der Arzt steht vor einem, und man kann besser darüber sprechen. Wenn man am Tisch
sitzt und angezogen ist, kommt man sich fast wie ein Besucher vor. Gesünder kommt man sich
dann nicht vor, aber im Bett ist man doch mitten drin. Da hat man eine Berechtigung, es zu
sagen. Wenn ich Ihnen dies so sage, kommt es mir so vor, als gehöre ich nicht mehr hierher ins
Krankenhaus. Jeder spielt doch eine gewisse Rolle, und wenn ich als Patient mit Ihnen spreche,
muß ich eben im Bett liegen." — Zu einer Akzentverschiebung kommt es dann, wenn die
Krankenrolle und damit die Perspektive des Verhaltens dem Kranken nicht von der Krankheit her auferlegt werden, sondern wenn sie sich ihm als Hypochonder aus der einseitigen
thematischen Relevanz seines Verhaltens her ergibt oder auch wenn er als Simulant die
Krankenrolle bloß adoptiert und nur aus „optischen" Gründen das Bett hütet.

Dem Hypochonder zeigt sich sein Leib unter der Perspektive des Gefährdetseins. Unbestimmte Leibempfindungen zieht er dabei aus ihrer horizonthaften Unbestimmtheit in größere perspektivische Nähe, aus den „petites perceptions" (LEIBNIZ) werden Hinweise, die ihm etwas zu sagen haben. Durch den Hinweischarakter der einzelnen Körperempfindungen ergibt sich ihm jener Horizont von Gefahren, die Signale aus dem Körper verweisen ihn auf gefährliche Konkretionen wie Erkältung, Kräfteverlust, Krebs, das heißt: die Empfindungen werden dem Hypochonder zu Symptomen. Die konkrete Krankheit wird für ihn zu einem „Instrumentalbegriff" (SARTRE), der die vitale Gefährdung, die letztlich doch im Irrationalen verbleibt, in eine Zone der Verständlichkeit und Kommunikabilität rückt. Die einzelnen Leibempfindungen sind dem Hypochonder auch nur Ausschnitte aus einem jeweils nur stückweise erfahrbaren Horizont weiterer Empfindungen und Erfahrungen. Für unseren Kranken Willi H. hat Spermaverlust eine besondere hypochondrische Relevanz gewonnen. Jede Pollution verweist, indem sie thematisches Gewicht von früher erlebter Mattigkeit her erhält, auf die zu erwartende Auslaugung der Kräfte; diese verbindet sich mit der Erwartung von Kopfdruck; beide Symptome haben von vornherein ihre bestimmte Stärke und Dauer, was dem Kranken wiederum den Vergleich mit anderen Schädlichkeiten nahelegt. Die Weise, wie der Hypochonder sich von kleinen „überwerteten" Leibempfindungen auf einen Gesichtskreis von Krankheiten verwiesen findet, gibt ihm fortwährend weiteren Anlaß, auf diesen Horizont in ständiger Vergewisserung, im ständigen Hinhorchen auf seinen Leib, hinzudrängen. Er ist bestrebt, sich möglichst viele und immer neue Aspekte des Erkältetseins, der Entkräftung, der Überanstrengung zur Anschauung zu bringen und zu kontrollieren. Eine solche *transitive Verweisung* [39] durch das Wahrgenommene auf weiter Wahrnehmbares ist zwar Grundzug jedes sachlich motivierten Wahrnehmungsverhaltens. Beim Hypochonder handelt es sich aber darum, daß die einseitige und rigide thematische Relevanz seines Erlebens die Transitivität des Wahrnehmens zu einer starren *Sucheinstellung* einengt, welche auf die Wahrnehmung von Symptomen und Schädlichkeiten festgelegt ist. Er neigt dazu, Wahrgenommenes in schematisierender Weise unter den hypochondrischen Aspekt zu bringen.

Die Gegebenheiten der Umwelt zeigen sich dem Hypochonder nicht allein unter dem Thema der gesundheitlichen Relevanz schlechthin, sondern auch sie stufen sich perspektivisch gegeneinander ab, je nachdem sie in größerer oder geringerer Distanz zu ihm stehen und mehr oder weniger Aktualität gewinnen. Die reliefartige Gliederung der Umwelt in hypochondrischer Hinsicht ist auch keine feststehende und vorgegebene, sondern der Hypochonder bemüht sich, seine nächste Umwelt auf seine leiblichen Bedürfnisse hin zu ordnen und zu strukturieren. So bestimmt das Motiv des Vorbeugens oder Heilens den ganzen Tagesablauf unseres Kranken Kurt N. Bestimmte Vermeidungen bei Getränken und Speisen hat er in ihrer abgestuften Bedeutung und Rangordnung festgelegt; er unterscheidet nicht nur nützliche und schädliche Getränke, sondern darüber hinaus noch gesundheitlich neutrale Getränke, die weder schaden noch nützen, von belanglosen, die auf die thematische Relevanz des Gesundheitlichen keinen Bezug mehr haben: „die trinkt man so nebenbei". Erwähnt seien seine listenmäßig erfaßten Einnahmeordnungen für Medikamente, das räumliche Zur-Hand-Haben der Arzneien bei Tisch und auf dem Nachttisch, das Aufstellen und Ansäuern von Wasser für die feuchten Abreibungen, der pseudorituelle Vollzug dieser Wasseranwendung. Alles dieses hat für den Kranken seine gegeneinander abgestufte vitale

Relevanz, jedes steht in einer bestimmten perspektivischen Nähe oder Distanz sowohl zu dem Kranken und seinem Leib als auch zu den Gefahren, die er jeweils im Blick hat. So weiß der Kranke auch stets, welche Praktik er bei Zeitmangel oder sonstigem Druck der Verhältnisse am ehesten fallen lassen oder aufschieben kann, ohne sich zu sehr zu schaden. Sein hypochondrischer Gegenstandshorizont bleibt lange Zeit offen für thematische Anreicherungen, indem er aus Gesundheitsbüchern und Waschzetteln von Arzneien angelesene Meinungen und neue hypochondrische Erfahrungen in seinen Gesichtskreis mit aufnimmt und indem bisher unbeachtete Leibsensationen nun neuartige subjektive Relevanz gewinnen und ihm neue Diagnosemöglichkeiten, aber auch weitergehende hypochondrische Praktiken in den Blick bringen.

In beiden Bereichen, in der Leibbezogenheit des Hypochonders und in seinem Verhältnis zur Umwelt, zeigt sich die besondere Perspektive seines Verhaltens. Die hypochondrische Erwartungseinstellung führt zu einem spezifischen Gewahren und In-die-Nähe-Rücken des hypochondrisch Bedeutsamen und zu einem Außerachtlassen des hypochondrisch Nicht-Bedeutsamen. Die besondere thematische Relevanz, die das Erleben des Hypochonders auszeichnet, wird zu einem Ordnungsprinzip seiner Leibwahrnehmung und der Wahrnehmung seiner Umwelt.

B. Hypochondrische Verhaltensstrategie

1. Einleitung

Von Strategie in einem Verhalten kann man sprechen, wenn das Verhalten auf einen bestimmten Erfolg oder Nutzwert ausgerichtet ist. Dieser Nutzwert kann eine positive Auszahlung des Verhaltens sein, zum Beispiel ein Geldwert oder eine soziale Gratifikation; er kann aber auch negativ bestimmt sein und Abwendung von Nachteilen, Vermeidung von Schaden bedeuten. Ein Verhalten würde dann zweckmäßig sein oder einer guten Strategie folgen, wenn ein optimaler Erfolg aus dem Verhalten erwächst. Eine Verhaltensstrategie besteht meist in Entscheidungen zwischen Verhaltensalternativen; sie führt dazu, sich so und nicht anders zu verhalten, um den angestrebten Nutzwert möglichst zu erlangen und den eigentlichen Nutzen in einem optimalen Verhältnis zum Aufwand zu halten. Dieses mag an einem Beispiel verdeutlicht werden, welches uns zugleich wieder in die Problematik der Hypochondrie zurückführt. Wenn man seine sportliche Kondition verbessern und ein bestimmtes Training durchführen will, so ist die erwünschte Ertüchtigung der unmittelbare Nutzwert des Trainings. Es gibt nun verschiedene Methoden des Trainierens: das kontinuierliche oder das Intervalltraining, das isotonische oder das isometrische Muskeltraining usw. Zwischen diesen Verhaltensalternativen ist zu entscheiden. Ein Entscheidungskriterium ist der optimale Nutzwert, der erfahrungsgemäß mit den einzelnen Trainingsarten zu erreichen sein wird. Ein weiteres Entscheidungskriterium ist jedoch der „Kostenaufwand", das heißt das in das Training zu investierende Zeit- und Kräftemoment, Unbequemlichkeiten und vielleicht Schädlichkeiten des Trainings. Eine vernünftige Strategie wird unter Abwägen dieser Kriterien gegeneinander zu einer Optimalisierung des Nutzens zu kommen versuchen. Für den Hypochonder kann nun die sportliche Kondition zwar ebenfalls ein erstrebenswertes Ziel sein, der subjektive Nutzwert der sportlichen Übungen ist für ihn jedoch wesentlich negativer bestimmt: für ihn sind die Anstrengung, der Schweißausbruch, die Beschleunigung von Atmung und Herzaktion bedenkliche Folgen des Trainings, welche in seiner Sicht zu einem nicht zu verantwortenden „Kostenrisiko" anwachsen, das der positive Nutzwert des Trainings nicht mehr aufzuwiegen vermag. Seine Verhaltensstrategie wird sich hieran orientieren, er wird auf das Training von vornherein lieber verzichten. — Dem Hypochonder erscheint das Leben grundsätzlich stark risikobehaftet; das gesundheitliche Übel ist für ihn eine allgegenwärtige Gefahr, welche jede Lebensaktivität überschattet und seine Verhaltensentscheidungen tiefgreifend beeinflußt. Das leibliche Risiko erscheint ihm als ein subjektiv kalkulierbares Risiko, welches in alle Verhaltensentscheidungen mit einbezogen werden muß, um es nach Möglichkeit zu minimalisieren.

2. Hypochondrische Gegenstandsorientierung und hypochondrisches Entscheidungsverhalten

Unter der thematischen Relevanz des Hypochonders werden auch die verschiedenen Objekte seiner persönlichen Umwelt in spezifischer Hinsicht bedeutungsvoll, und er kategorisiert sie nach zwei Dimensionen: ob sie gesundheitlich schaden oder aber von Nutzen sind. Vorher harmlose oder geschätzte Objekte gewinnen jetzt die Bedeutung des Gesundheitsschädlichen, so daß der Hypochonder auf bestimmte Speisen und Getränke, auf sportliche Betätigung, Hobbies und dergleichen verzichtet; umgekehrt wird vorher Irrelevantes oder nur in Krankheitszeiten Relevantes zu einem immer wieder neu gesuchten Wertobjekt: unangenehm schmeckende Arzneien und Kräutertees, lästige Wasseranwendungen und dergleichen gewinnen einen neuen, positiven Aspekt. Auch Nichthypochonder haben etwa bei Getränken eine recht genaue Vorstellung davon, ob sie schädlich, nützlich oder neutral sind. Das Vorstellungsbild, das jeder von den Getränken hat, kann also den Aspekt des Schädlichen oder Nützlichen bereits enthalten. So wird auch der Nichthypochonder bei Krankheit oder tatsächlichen Unverträglichkeiten einzelne Getränke meiden und andere bevorzugen. Im Unterschied dazu wird jedoch der Hypochonder den Aspekt des Gesundheitsrelevanten generalisieren und ausweiten und die Getränke überwiegend unter diesem Gesichtspunkt sehen. Das Gegenstands-Image, das er von den Getränken hat, erhält also keinen neuen, zusätzlichen Bedeutungsgehalt, sondern es wird der sonst nur nebensächliche oder höchstens konkurrierende Gesichtspunkt des Schädlichen oder Nützlichen überbetont, so daß er vor anderen Aspekten wie Wohlgeschmack, Erfrischungswert usw. eindeutig prävaliert. Bei anderen Objekten wird freilich der Aspekt des Schädlichen oder Nützlichen dem allgemeinen Gegenstands-Image erst hinzugefügt, so daß unser Kranker Willi H. bereits Waschen und Duschen als schädigend empfindet. Das hypochondrische Bedeutungsmoment wird damit zu einer wesentlichen Objekteigenschaft, die Gesundheitsrelevanz des Objekts wird maßgebend für das *Auswahlprinzip* im Verhalten des Hypochonders. — Auch der Phobiker kategorisiert Gegenstände nach Klassen mit negativer Valenz, die er vermeidet. Die Objektbeziehung des Phobikers ist jedoch — wie wir bereits sahen — unmittelbarer situationsgebunden und weniger reflexiv bestimmt. Das Bedeutungsmoment der hypochondrischen Objekte liegt dagegen auf höherem integrativen Erlebnisniveau: es ist ein kalkulierter *Nutzwert*. Der Hypochonder unterwirft die Objekte seiner Umwelt einer Bewertung, ob sie als schädlich oder nützlich anzusehen sind. Das inhaltlich Typisierende bei einer Phobie, zum Beispiel das hundehaft Eklige bei einer Hundephobie, ist kein Bewertungsmaßstab, an dem die Objekte erst gemessen werden, ehe sie phobische Dignität gewinnen. Die Ekelangst überträgt sich hier bloß im Sinne einer Generalisierung auf „geeignete" Objekte, so daß diese damit ihre Wertigkeit als Vermeidungsobjekt empfangen. Die Wertigkeit der hypochondrischen Objekte ist dagegen nicht so unmittelbar auf die hypochondrische Angst bezogen. Die hypochondrische Vermeidungshandlung führt nicht zu einer unmittelbaren Angstreduktion, sondern zwischen Vermeidungs- bzw. Bevorzugungsverhalten und der Angstminderung ist beim Hypochonder eine Bewertungsfunktion eingeschaltet, welche den positiven oder negativen Nutzwert der Objekte in bezug auf das vitale Risiko reflektiert.

Die nähere Betrachtung der Valenz oder Aufforderungsgröße der hypochondrisch relevanten Objekte legt eine weitere sich an LEWIN anlehnende Differenzierung nahe. Als Aufforderungsgröße oder eigentliche *Valenz* verstehen wir die grundsätzliche Attraktivität des Objekts, diese hängt von früherer Erfahrung ab und bestimmt die Erwartung, die sich an das Objekt knüpft. So ist der Nutzwert eines Getränkes für den Hypochonder eine bestimmte Grundgröße, die sich ihm aus seiner hypochondrischen Erfahrung ergibt und die sein Meinungsbild des Getränkes wesentlich ausmacht. Davon zu unterscheiden ist aber der *Aufforderungscharakter*, den ein Getränk in der Einzelsituation gewinnt; seine Größe hängt von dem aktuellen, situationsgebundenen hypochondrischen Anspruchs- und Erwartungsniveau und von der psychologischen Distanz zu dem Objekt ab. So behalten Bohnenkaffee und Cola-Getränke für den Hypochonder auch dann eine negative Valenz, welche Vermeidung vorschreibt, wenn er sie aus seinem Haushalt verbannt hat. Ihr jeweiliger Aufforderungscharakter ist aber gering, da er mit den aus seiner Nähe entfernten Getränken nichts mehr zu tun hat und in der konkreten Situation ein Abwägen der Nutzwerte also nicht mehr erforderlich ist. Bekommt der Kranke nun aber Bohnenkaffee angeboten, so ist die Situation gegeben, wo die negative Valenz des Bohnenkaffees und die Risikovermeidung wieder ins Spiel kommen, in größere psychologische Nähe rücken und aktuell werden.

Psychologische Größen, die in solcher Weise von den Ortskoordinaten eines Feldes abhängen, sind als Gradienten zu verstehen. So können auch die Aufforderungscharaktere der hypochondrischen Objekte, die von der situativen Konstellation her bestimmt werden, als Gradienten verstanden werden, und zwar je nach ihrer positiven oder negativen Attraktivität als *Appetenz-* oder *Aversionsgradienten*. Mit Hilfe einer Diagrammdarstellung lassen sich diese Verhältnisse veranschaulichen (Abb. 1 u. 2).

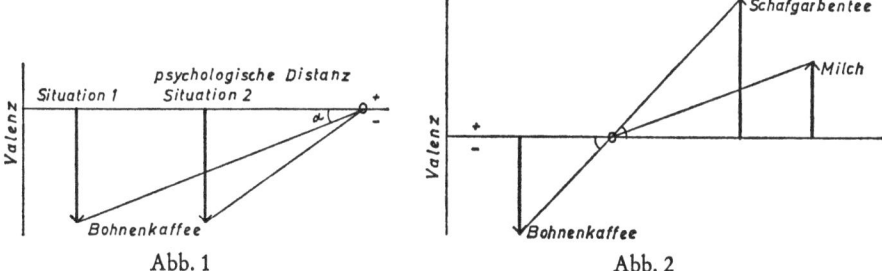

Abb. 1   Abb. 2

Abb. 1. Aufforderungsgradient eines hypochondrisch negativ bewerteten Getränkes in unterschiedlichen Situationen. Die Aversion gegenüber dem Bohnenkaffee (entsprechend tg α) vergrößert sich bei geringerer psychologischer Distanz

Abb. 2. Konflikt von Appetenz- und Aversionsgradienten. Die gesundheitliche Valenz des Schafgarbentees vermag die negative Valenz des Bohnenkaffees aufzuwiegen (beide Gradienten entsprechen einander in ihrer Steilheit)

Die nach unten gerichteten Pfeile sollen negative Valenzen bedeuten, die nach oben gerichteten positive; ihre Länge gibt zugleich die Größe der Valenz an. Während die Valenz eines hypochondrisch relevanten Objektes relativ konstant bleibt, ergibt sich der in der Einzelsituation tatsächlich wirksame Aufforderungscharakter aus der Steilheit des Gradienten bzw. tg α, wenn wir die Valenzen mit dem Bezugspunkt 0 verbinden. Der Abstand des Objektes vom Bezugspunkt bestimmt dabei die Steilheit des Gradienten, in ihn gehen die psychologische Distanz zum Objekt und die situativ bedingte Aktualität des Objektes mit ein. Abb. 1 veranschaulicht zwei verschiedene Situationen, in denen ein als schädlich bewertetes Getränk (Bohnenkaffee) bei gleichbleibender Valenz doch einen unterschiedlichen Aversionsgradienten hat, etwa abhängig von dem unterschiedlichen Angebot von Bohnenkaffee aus der Umgebung oder bezogen auf die unterschiedliche Aktualität des Bohnenkaffees im Hinblick auf gerade prävalierende Körperbereiche. Abb. 2 soll das wechselseitige Kräfteverhältnis von

Appetenz- und Aversionsverhalten veranschaulichen. Hat sich ein Hypochonder einmal dazu hinreißen lassen, ein schädliches Getränk zu sich zu nehmen, so wird es für
sein aktuelles Sicherheitsbedürfnis nicht ausreichen, daß er künftig wieder Abstinenz
übt, sondern er meint, den angerichteten Schaden wieder gutmachen zu müssen, und
zwar durch Einnehmen von Getränken oder Heilmitteln, deren Appetenzgradient
zumindest die Größe des Aversionsgradienten erreicht und die schädliche Wirkung
wieder auszugleichen vermag. Von jedem Hypochonder läßt sich unschwer eine Prä-
ferenzreihe von Getränken, Speisen und dergleichen erfragen, das heißt eine Rangreihe, in der die Objekte nach dem allgemein erwarteten Schaden oder Nutzen geordnet sind. Die tatsächliche gesundheitliche Valenz eines Getränkes, von der dann
das konkrete Entscheidungsverhalten des Kranken abhängt, kann aber je nach den
situativen Zusatzbedingungen variieren.

Am Beispiel der Getränke läßt sich ein weiterer Gesichtspunkt herausstellen. Im
Meinungsbild, das man von den einzelnen Getränken hat, konkurrieren stets mehrere
Nutzwerte miteinander, die sich beim Trinken ergeben können: Wohlgeschmack, Erfrischungswert, Verträglichkeit usw. Wenn wir unsere Betrachtung auf den Genußwert und den Gesundheitswert beschränken, den ein Getränk erwarten läßt, so läßt
sich sagen, daß erst beide Nutzwerte zusammen — gegeneinander abgewogen — den
effektiven Nutzwert ergeben, das heißt denjenigen Nutzwert, der das Entscheidungsverhalten und damit also das Trinken oder Nicht-Trinken determiniert. Welcher
Nutzwert sich in der Entscheidungsstrategie dabei mehr durchsetzt, hängt nicht nur
von der Größe der Nutzwerte ab, sondern auch von den Wahrscheinlichkeiten, mit
denen sie zu erwarten sind. Bei einem Nichthypochonder würde bei einem konkreten
Getränk sowohl der Genußwert als auch die hohe Wahrscheinlichkeit, mit der der
Eintritt dieses Genußwertes zu erwarten ist, den schädigenden Aspekt und dessen
Erwartungswahrscheinlichkeit übertreffen können, so daß er also das Getränk wählt,
das ihm am besten schmeckt. Für die Verhaltensstrategie des Hypochonders wird dagegen der Gesundheitswert des Getränkes mit dessen Erwartungswahrscheinlichkeit
eindeutig prävalieren.

Diese Darstellung kann nur eine erste Annäherung an die sehr komplexen Verhältnisse sein, die sich beim Abwägen verschiedener Nutzwerte ergeben, die als Auszahlungen eines bestimmten Ereignisses, zum Beispiel des Trinkens eines Getränkes, zu erwarten sind. Wenn von
einem Getränk ein positiver Genußwert a mit der Wahrscheinlichkeit p zu erwarten ist, so ist
ein aversiver Genußwert b mit der Wahrscheinlichkeit $1-p$ zu erwarten. Andererseits ist ein
positiver Gesundheitswert c durch die Eintrittswahrscheinlichkeit q, ein negativer Gesundheitswert d durch die Eintrittswahrscheinlichkeit $1-q$ charakterisiert. Die verschiedenen Alternativen beim Trinken des Getränkes werden dann durch eine „Wahrscheinlichkeitsmischung"
[1] der einzelnen Erwartungswahrscheinlichkeiten repräsentiert. Das Auswahlverhalten richtet
sich aber nicht allein nach den erwarteten Wahrscheinlichkeiten, sondern vielmehr nach dem
subjektiv erwarteten Gesamtnutzen. Dieser scheint am ehesten nach dem von EDWARDS [s. 21]
entwickelten SEU-Modell (= subjective expected utility model) darstellbar zu sein. Der *subjektiv erwartete Nutzwert* aus den verschiedenen Ereignisalternativen ergibt sich nach folgender Formel:

$$SEU = p \cdot a + (1-p) \, b + q \cdot c + (1-q) \, d.$$

Zu einer wirklichen Konkurrenz zweier Nutzwerte kommt es etwa dann, wenn ein negativer
Gesundheitsnutzen b, das heißt also ein erwarteter Gesundheitsschaden, und zugleich ein positiver Genußwert c dadurch relevant werden, daß beide mit überwiegender Wahrscheinlichkeit
zu erwarten sind. So können sich bei Getränken die alternativen Auszahlungen praktisch auf
die Schädlichkeit und den Genußwert reduzieren, so daß die beiden reziproken Auszahlungen
irrelevant werden. Während man für den „Normalfall" einer Verhaltensstrategie unterstellen

kann, daß sie auf die Optimalisierung des Nutzens geht, gilt dieses aber für die Hypochondrie nicht in derselben Weise. Für den Hypochonder steht bei seinen Verhaltensentscheidungen offenbar das Prinzip der *Minimalisierung des Schadens* ganz einseitig im Vordergrund.

3. Die Sicherungsgrenzen im hypochondrischen Verhalten

Das Grundthema in der Hypochondrie ist das Gefährdetsein in der leiblichen Existenz. WULFF [113] bezeichnet es als eine der großen existentiellen Vertrauenskrisen, daß der Hypochonder nicht bereit ist, seine Existenz im Wissen um seine grundsätzliche Gefährdung auf sich zu nehmen. Wo nur eine gewisse Erwartungswahrscheinlichkeit besteht, frei von Krankheit zu bleiben, will der Hypochonder die sichere Gewißheit. Diese Grundhaltung, das Risiko des Leiblichen ausschalten bzw. minimalisieren zu wollen, ist ein viel charakteristischeres Merkmal der Hypochondrie als die unbegründete Krankheitsfurcht, welche die mangelnde Risikobereitschaft nurmehr substantiiert. Deshalb wird auch die Frage von LADEE [64], ob Menschen, deren ganzes Leben von gesundheitlichen Rücksichten bestimmt sind, die aber keine konkreten Krankheitsbefürchtungen aussprechen, als Hypochonder anzusehen sind, durchaus bejaht werden müssen. Das Wissen um die leibliche Gefährdung und hypochondrische Ängste können bei jedem Menschen vorübergehend einmal Bedeutung gewinnen, so bei einer unerwarteten Konfrontation mit einer tatsächlichen vitalen Gefährdung. Auch ist an flüchtige hypochondrische Befürchtungen bei Medizinstudenten zu erinnern, die wohl auf der Grundlage einer starken Beeindruckbarkeit durch Konfrontation mit immer neuen Krankheitsbildern induziert werden. Die eigentliche hypochondrische Fehlhaltung beginnt aber erst dort, wo nicht nur das Angstniveau spezifisch angehoben bleibt, sondern wo der Rückzug von der Welt wesentlich von der Sorge um die leibliche Integrität und von der anhaltenden Risikovermeidung im vitalen Bereich motiviert wird.

Die mangelnde Risikobereitschaft des Hypochonders zeigt sich aber nicht allein in seiner allgemeinen Tendenz zu Vermeidungen und gesundheitlichen Praktiken. Der Hypochonder ist darüber hinaus auch nicht bereit, innerhalb dieses hypochondrischen Verhaltens auch nur geringe Irrtumswahrscheinlichkeiten in Kauf zu nehmen. So kann den Äußerungen der Kranken immer wieder entnommen werden, wie sie sich bei gesundheitlichen Vermeidungen weite Sicherungsgrenzen setzen, um die Fehlerwahrscheinlichkeit zu minimalisieren. Wenn unser Kranker Willi H. darauf festgelegt ist, Nässe zu meiden, so begnügt er sich nicht damit, feuchter Witterung auszuweichen. Im Rahmen seiner selbstgesetzten Vertrauensgrenzen vermeidet er jede Berührung mit Wasser, und so auch das Duschen und Baden. Es gibt für ihn von der Schädlichkeit des feuchten Wetters bis hin zum Duschen keine breite Übergangszone, wo der negative Nutzwert des Wassers gegenüber seinem positiven allmählich bedeutungslos würde. Die Tendenz, sich die vitale Unversehrtheit zu erhalten, verschiebt seine Sicherungsgrenze so weit, daß auch die Annehmlichkeit des Duschens nichts bedeutet gegenüber dem eventuellen Schaden der Nässe. An diesem Beispiel läßt sich zugleich die Generalisierung hypochondrischer Warnsignale erkennen. Willi H. erscheint nicht nur das Regenwetter als schädlich, bereits verdächtige Wolkenbildungen sind ihm Signal für regnerische Wetterfronten und empfangen schließlich selbst die Dignität der Schädlichkeit. So läuft sich sein Risikoverhalten in der Weise fest, daß es immer weitere Warnsignale einbezieht, vor denen ein Ausweichen schließlich kaum mehr möglich ist.

Auch im Wahrnehmungsverhalten des Hypochonders lassen sich solche Sicherungstendenzen aufweisen. Es genügt ihm nicht, seinen Leib vermittels seiner ständigen reflexiven Hinwendung unter Kontrolle zu halten. Die Überbewertung von Leibsensationen gewinnt vielmehr noch einen anderen Aspekt, wenn man erkennt, wie in der hypochondrischen Einstellung nicht mehr ausreichend zwischen relevanten und irrelevanten Sensationen unterschieden wird. Darin, daß auch harmlose Empfindungen als gesundheitlich relevant aufgefaßt und zu Krankheitszeichen werden, zeigt sich ein *Verlust an Trennschärfe* zwischen bedeutsamen und unbedeutsamen Wahrnehmungen. Infolge seiner subjektiv verschobenen Vertrauensgrenzen will der Kranke kein Krankheitszeichen an sich übersehen und keine Irrtumswahrscheinlichkeit in Kauf nehmen, jede Belanglosigkeit wird ihm zum Krankheitsmerkmal. Man kann dieses so auffassen, daß die Schwelle der „Bemerktheit" für die Leibempfindungen herabgesetzt wird, so daß diese aus ihrer Unbemerktheit mehr heraustreten, Signalcharakter annehmen und zu Symptomen werden. So kommt es zu einem vermehrten Beachten von sonst „unterschwelligen" Körperempfindungen, die nun bedeutsam und relevant werden.

Die veränderte Trennschärfe des hypochondrischen Kranken für relevante und irrelevante Körpersignale erinnert an Vorstellungen der Signal Detection Theory, wie sie von Swets, Tanner u. a. [103] entwickelt wurde. Danach ist die Vigilanz für kritische Signale im Sinne einer Signalentdeckung auf dem Hintergrund von „Rauschen" zu sehen. Man geht von der Wahrscheinlichkeitsdichte sowohl des reinen Rauschens als auch des mit Signalen durchsetzten Rauschens aus (Abb. 3), d. h. von der relativen Häufigkeit, mit der beide erkannt werden. Für

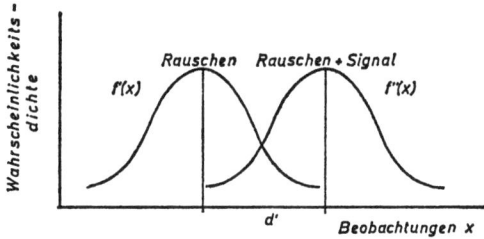

Abb. 3. Diskrimination zwischen irrelevanten und relevanten Körpersensationen aufgefaßt als Trennschärfe d' zwischen Rauschen und Rauschen + Signal. Ein Verlust an Trennschärfe würde bedeuten, daß bedeutsame Körpersignale nicht mehr ausreichend vom ‚Rauschen' differenziert werden

jeden sensorischen Reiz gilt dann, daß er mit einer bestimmten Mutmaßlichkeit (likelihood) dem Rauschen und mit einer anderen Mutmaßlichkeit dem Rauschen + Signal zugehört. Mittels eines Entscheidungskriteriums ist es dann möglich zu sagen, welcher der beiden Ereignisklassen (Signal oder Rauschen) der sensorische Reiz zuzuordnen ist. Das heißt, von diesem Entscheidungskriterium hängt es ab, ob der Reiz als Signal wahrgenommen wird oder nicht. Der Abstand d' der beiden Verteilungsmittelwerte entspricht der Trennschärfe zwischen Rauschen und Rauschen + Signal. Bei einer Ausweitung des subjektiven Sicherheitsspielraumes infolge hoher subjektiver Relevanz der Signale, wie es beim Hypochonder der Fall ist, kommt es zu einer breiteren Überlappung beider Verteilungskurven und damit zu einer verringerten Trennschärfe. Es kommt nun häufiger zu der Situation des „falschen Alarms", in der ein Reiz fälschlich als Signal aufgefaßt wird. Die andere Irrtumsmöglichkeit, daß ein Signal übersehen wird, kommt dann kaum mehr vor, sie wird durch die verminderte Trennschärfe minimalisiert.

C. Zur Psychodynamik der Hypochondrie

I. Genese und Eigengewicht der hypochondrischen Haltung

1. Einleitung

Hypochondrische Entwicklungen sind primär *neurotische Entwicklungen,* sie haben neurotische Entstehungsbedingungen und lassen sich in ihrer Genese aus einer neurotischen Lebensgeschichte ableiten. Wenn wir vom Symptom ausgehen, der hypochondrischen Leibbezogenheit, so läßt sich diese im psychoanalytischen Verständnis als Ablenkung und Verschiebung libidinöser Kräfte von Objektrepräsentanzen auf den narzißtisch interessant gewordenen Leib sehen [35 a]. Diesem Vorgang korrespondieren eine reduzierte Objektbesetzung und ein Rückzug von der Objektwelt. Auf einer weiteren Deutungsebene wird man fragen müssen, was metapsychologisch hinter der hypochondrischen Sorge steht, die sich auf den als gefährdet erlebten Leib richtet. Oder anders ausgedrückt: welche libidinösen Energien kehren in der hypochondrischen Angst wieder, von welchen libidinösen Besetzungen werden sie unter dem Einfluß von Kontroll- und Abwehrmechanismen des Ich abgespalten, um im leiblichen Bereich ihr „Ausfallstor" (FREUD) finden zu können? Die klinische Beobachtung zeigt, daß vielfach ödipale Konflikte am Beginn einer Hypochondrie stehen. So erscheint die verbreitete Ansicht plausibel, daß es Kastrationsängste bzw. ängstliche oder aggressive Impulse gegenüber dem bedrohlich empfundenen Elternteil sind, welche in dem hypochondrischen Interesse am eigenen Leib ihren Ausdruck finden und dort dauerhaft gebunden werden. Dazu würde es passen, daß sich bei vielen Kranken Autoritätskonflikte und Durchsetzungsgehemmtheiten finden. In der peniblen Fürsorge, mit der das Ich seinen Leib umgibt und den Ängsten zu begegnen versucht, scheint die introjizierte Haltung der umsorgenden und liebenden Mutter wiederzukehren; das heißt, der Hypochonder spielt in regressiver Identifikation mit seinem eigenen Körper „Mutter und Kind" [34, vgl. 76]. Die ursprünglich in der ödipalen Situation liegenden Antriebe und affektiven Regungen, die nicht überwunden wurden, kehren in verwandelter Form in den hypochondrischen Ängsten wieder und werden dann durch das sekundäre hypochondrische Verhalten unter Kontrolle gebracht.

Die konkrete Entstehungsdynamik hypochondrischer Entwicklungen kann sehr vielfältig sein und scheint nicht auf einen gemeinsamen Nenner gebracht werden zu können. Die allgemeinsten Voraussetzungen einer psychoanalytischen Deutung der Hypochondrie dürften aber in jedem Fall zutreffen: daß Objektlibido zu Leiblibido wird (FENICHEL) und daß Abwehr- und Kontrollstrukturen des Ich ursprüngliche Antriebe und daraus herrührende Realangst in hypochondrisches Interesse und hypochondrische Angst transformieren und darin festhalten. Die mehr abgeleiteten hypochondrischen Handlungsabläufe haben dann nurmehr die instrumentale Funktion, diese auf den Leib bezogen Angst zu kontrollieren. Mit zunehmender struktureller Verfestigung der Hypochondrie in der Persönlichkeit kann es schließlich — wie bei

unserem Kranken Kurt N. — zu Reaktionsbildungen kommen, die an Charakter-
neurosen erinnern. Die leibbezogene Angst wird jetzt teilweise durch eine Über-Ich-
Angst ersetzt, so daß der Kranke in dem Bewußtsein lebt: es ist meine Pflicht gesund-
heitsgemäß zu leben, und eigenen Lustgewinn aus dem Gefühl seiner hypochondrischen
Gewissenhaftigkeit zieht. Es kann dann zu einer Verfassung kommen, die LADEE als
angstfreie, habituelle Hypochondrie bezeichnet [64].

Die bei Hypochondern häufige anankastische Charakterstruktur mit betonter
Ordnungsliebe und Penibilität, welche vielleicht die peinlich-genaue hypochondrische
Selbstbeobachtung fördert, läßt an Beziehungen zu dem von TELLENBACH [105] sogenannten Typus melancholicus denken, dem eine besondere Ordentlichkeit und ein
Sich-Einschließen in das penible Besorgen von Pflichten eignet. Viele Hypochonder
erleben ihr eigenes Verhalten nicht als eigensüchtiges Umsorgen ihres Leibes, sondern
als Ausdruck von Pflichtgefühl, welches ihnen eine besondere Sorgfalt im Umgang mit
dem Leib vorschreibe. Auch zeigen Fälle wie der unseres Kranken Kurt N., wie die
zunehmende Einengung durch die hypochondrischen Verrichtungen schließlich zu
einem Zurückbleiben hinter der selbst gesetzten hypochondrischen Verhaltensnorm
führen kann, die der Kranke schließlich nicht mehr erfüllen kann, so daß er dekom-
pensiert. Wenn sich auch derartige Charakterstrukturen bei Hypochondern gehäuft
finden, so ist ihre Beziehung zur hypochondrischen Entwicklung aber wohl noch nicht
ausreichend geklärt. Zumindest wird man umgekehrt nicht sagen können, daß
Zwangscharaktere oder Zwangsneurosen in besonderem Maße zur Ausbildung einer
Hypochondrie oder auch nur zur Somatisierung in der Symptombildung neigten.

Ungeachtet der neurotischen Genese und der weiterlaufenden neurotischen Motive,
die eine hypochondrische Fehlhaltung weiter festhalten, sehen wir bei schweren Hypochondrien, wie diese schließlich ein Eigengewicht und eine Eigentendenz gewinnen,
welche gegenüber der neurotischen Dynamik eine gewisse Invarianz haben. Die neurotischen Bedingungen der Hypochondrie, die für ihre Entstehung entscheidend waren,
treten nun zurück, die hypochondrische Haltung verselbständigt sich und wird zu
einem in sich geschlossenen und verfestigten motivationalen System, das die gesamte
Persönlichkeit des Kranken wesentlich bestimmt. Man kann jetzt von einer *unkorri-
gierbaren Eigenständigkeit* der Hypochondrie sprechen, welche der des sensitiven
Wahns oder des Querulantenwahns an die Seite gestellt werden kann. Es kommt zu
einer systemhaften Abgrenzung der Persönlichkeit, da die Hypochondrie zu einem
eigenen „Motiv" wird, welches das Personsein des Kranken vollständig determiniert.
In demselben Maße, wie damit der Krankheitswert der Hypochondrie zunimmt, verliert der Kranke auch an persönlichen Freiheitsgraden. Dieser Verlust an Freiheitsgraden ist jetzt weniger durch die neurotisch-konfliktbezogene Dynamik bedingt, als
vielmehr durch das Eigenmächtigwerden und die in sich geschlossene Konsequenz der
hypochondrischen Haltung. Das Bild der schweren Hypochondrie, wie wir es in der
phänomenologischen Betrachtung zu umreißen versucht haben, würde dieser spezifischen Verfestigungsform der hypochondrischen Haltung entsprechen, in der das Personsein des Kranken nur noch von dem Bezug auf den Leib und das leibliche Risiko
bestimmt wird. Die Differenz zwischen der neurotischen Entstehungsdynamik und
dem Endzustand der Hypochondrie hoffen wir anhand einiger Krankengeschichten
noch verdeutlichen zu können.

Mit diesen im folgenden skizzierten Krankheitsfällen möchten wir versuchen, der
Neurosedynamik die Entwicklung der hypochondrischen Symptomatik an die Seite

zu stellen und das hypochondrische Rückzugsverhalten soweit wie möglich aus dieser Dynamik verstehen, es aber auch in seiner Eigenständigkeit deutlich werden zu lassen. Dabei ergeben sich uns folgende Befunde und Gesichtspunkte, die thesenhaft vorausgeschickt seien:

1. Trotz aller Verschiedenheit der neurotischen Entstehungsgeschichte finden sich immer wieder Gehemmtheiten und Ängste auf verschiedenen Antriebsbereichen, und zwar oft im Zusammenhang mit ungelösten ödipalen Konflikten. Auch findet sich bestätigt, daß Hypochonder häufig eine anankastische Charakterstruktur aufweisen.

2. Von der vorauslaufenden neurotischen Entwicklung und ihren Somatisierungsformen (Konversionssymptome oder psychosomatische Funktionsstörungen) läßt sich die hypochondrische Symptomatik als besondere Form eines narzißtischen Rückzugsverhaltens abheben.

3. Je schwerer die hypochondrische Haltung sich ausprägt, desto motivations- und konfliktferner wird sie. Trotz ihrer neurotischen Genese wird sie schließlich zu einem eigenen autonomen „Motiv", welches die Persönlichkeit wesentlich determiniert und mehr und mehr in sich abschließt.

4. Zu einer hypochondrischen Entwicklung kann es auch ohne vorherige Ausbildung einer neurotischen Somatisierung in Form von Konversions- oder psychosomatischen Symptomen kommen, das heißt, ohne einen derartigen konkreten „Ansatzpunkt" in der Leibbezogenheit. Aber auch in solchen Fällen erscheint als unmittelbare Grundlage des hypochondrischen Erlebens die hypochondrisch überbewertete Körpersensation.

2. Krankheitsfälle

1. Fall. Heinrich L. (P. 361/66), 45jähr. Oberbauinspektor, empfindet während eines Lehrganges erstmals Herzbeschwerden und muß deshalb abbrechen. Es ist ein krampfartiges, stechendes Gefühl, das vom Oberbauch aus hochsteigt, Hören des Herzschlages in den Ohren, Pulsschlagen im Hals. Ausgeprägte Angst vor einem Herzinfarkt, die fortan sein Leben bestimmt. Der Kranke horcht ständig auf den Herzschlag, tastet seinen Puls und achtet auf eventuelle Blutabgänge im Stuhl. Er meidet jede Anstrengung, sogar das Fernsehen, er macht Bürstenmassagen auf das Herz zu, Umschläge und Abreibungen. Nach dem Tode der Ehefrau (an einem Herzinfarkt) kommt es zur Beschwerdeausbreitung auf Kopf, Bauch und Beine. Er empfindet überall ein Rieseln, Druckgefühl, Ziehen und Völle. Ein Druck im Kopf, der mit mit einer Leere „wie im Vakuum" abwechselt, sagt ihm, daß er vielleicht einen Hirntumor habe. Eine vegetative Dystonie bereitet ihm Sorge: „Die vegetative Dystonie kommt ja gleich hinter Krebs." — L. hat bis heute die Angst vor seinem Vater nicht überwinden können. Wenn er es einmal wagt, eine Flasche Bier zu trinken, so versteckt er diese sofort, wenn der Vater erscheint. Auch vor Vorgesetzten empfindet er Autoritätsängste. Sein beruflicher Ehrgeiz beruht mehr auf den väterlichen Erwartungen, denen er sich unterwirft. Den Lehrgang, den er wegen der ersten Symptombildungen abbrechen mußte, holt er zwar später nach. Die Rücksicht auf die Gesundheit veranlaßt ihn aber, die Beförderung zum Amtmann auszuschlagen. Die Erkrankung der Ehefrau war langwierig, der eheliche Verkehr mußte deswegen eingeschränkt werden. Die Ehefrau plagte ihn fortan mit Eifersuchtsgedanken, und er verzichtete mit Rücksicht darauf auf seine jährlichen Erholungskuren, und zwar „so lange sie lebte, das heißt ich wußte ja noch nicht, daß sie sterben würde". Er empfindet heute Schuldgefühle, da er meint, seine Frau durch einen Geschlechtsverkehr kurz vor ihrem Tode umgebracht zu haben. Er möchte wieder heiraten, steht seiner Bekannten aber zwiespältig gegenüber. Er möchte der Situation entrinnen und hofft auf ein „Machtwort" seines Therapeuten. In dieser Unentschiedenheit entwickelt sich auch das Gefühl des Body sway, „als ob ich gar nichts mehr wiege und nur so dahintaumele".

Epikrise: Die Hypochondrie dieses Kranken, die erst im Alter von 38 Jahren beginnt, zeigt eine mehrfache neurotische Determination. Zunächst steht die ambivalente Vaterbeziehung im Vordergrund, die in Form von Autoritätsängsten einerseits, einer neurotischen Ehrgeizhaltung andererseits auch die berufliche Situation überschattet. Obschon der Kranke den Leistungsanforderungen des Vaters bisher übergefügig gefolgt war, ist doch die Angst vor der väterlichen Bestrafung allgegenwärtig geblieben. Sein beruflicher Werdegang öffnet ihm nun die Möglichkeit, gegenüber den väterlichen Erwartungen seine geheime Macht bezeugen zu können, und zwar vermittels seines Krankseins, das in die Laufbahn einbricht. Die Hypochondrie mit ihren vielfältigen subjektiven Beschwerden gibt ihm Anlaß, die Beförderung auszuschlagen, durch sein Kranksein kann er sich in seinem Rückzug ausreichend gerechtfertigt fühlen. Im Bereich des Genießens zeigt sich besonders deutlich die zweideutige neurotische Bestimmtheit seines Verhaltens: Wenn er eine Flasche Bier trinkt, vergeht er sich gegen seine hypochondrischen Prinzipien, es wird zu einem gesundheitlichen Wagnis. Zugleich steht dieser geheime Genuß aber auch unter dem väterlichen Verdikt, er muß die Flasche verstecken, sobald der Vater auftaucht. — Zusätzliche Bedeutung gewinnt die neurotische Ehebeziehung des Kranken. Die herzkranke Ehefrau wird ihm lästig, nicht allein, weil sie ihn zum Verzicht auf Heilkuren und zur sexuellen Abstinenz, die ihm durch die Hypochondrie ohnehin vorgeschrieben ist, zwingt, sondern weil sie ihm auch mit Eifersucht zusetzt und damit gerade seine ambivalenten Appetenzen und Schuldgefühle trifft. So verzichtet er auf seine Kuren, „so lange sie lebt", das heißt bereits in der Vorwegnahme ihres Todes. Seine Schuldgefühle nach ihrem Tode beziehen sich vordergründig auf einen Sexualverkehr, durch den er meint sie umgebracht zu haben. Den tatsächlichen inneren Zusammenhang blendet er aus seinem Bewußtsein aus, daß er nämlich seinen Verzicht unter Einkalkulieren des Todes der Ehefrau von vornherein befristet hatte und durch den einmaligen Geschlechtsverkehr diese seine verdeckten Erwartungen subjektiv wahrgemacht hatte. Die hypochondrische Angst breitet sich jetzt auf den ganzen Körper aus. Zu einer erneuten Zunahme hypochondrischer Beschwerden kommt es, als er einer neuen Bindung an eine Frau ambivalent gegenübersteht und nur noch aus der Intervention seines Therapeuten die Lösung aus dem Verhältnis erhofft. Es ist für ihn offenbar von Bedeutung, daß diese Lösung durch eine Vaterfigur vorgenommen wird, auf deren „Machtwort" er sich künftig stets wird berufen können. Die Angst vor seinem Vater bezieht sich vor allem auf ödipale und davon abgeleitete Situationen; eine solche Situation erlebt der Patient offenbar in seiner neuen Bindung an eine Frau. Er erwartet daher das Eingreifen der Vaterfigur. — Die eingeengte libidinöse Objektbeziehung des Kranken, die sich schließlich auch in dem Gefühl der Gewichtslosigkeit verdeutlicht, wird zunehmend durch eine libidinöse Besetzung seines Leibes ersetzt. Von der Lebensgeschichte her gesehen, erfüllt die Hypochondrie innerhalb der neurotischen Dynamik offenbar eine vielfältige finale Funktion. Sie verbleibt aber nicht auf der Ebene des bloß „funktionellen" Krankseins und der Konversion. Sie bleibt zwar auch weiterhin auf neurotisch relevante Situationen besonders bezogen, die seelische Haltung des Kranken führt in der spezifischen Weise seines Hypochondrischseins aber doch zunehmend ihr gewisses Eigenleben. Der berufliche Rückzug erscheint als solcher zwar ausreichend von der aufgezeigten neurotischen Motivation her bestimmt. Dennoch hat die Hypochondrie aber auch eine ihr eigene innere Konsequenz, so daß der Rückzug des Kranken über die neurotische Determination hinaus sein Eigengewicht erhält. In seiner ängstlichen

Besorgtheit ist der Kranke nur noch auf seinen Leib bezogen, von daher gewinnt sein ganzes In-der-Welt-Sein seinen besonderen Aspekt. In der Vermeidung jeglichen gesundheitlichen Risikos und im Rückzug von Geselligkeit, Sport und beruflichem Aufstieg lebt er völlig in seiner hypochondrischen Welt, welche wesentlich von der Relevanz des Leiblichen her bestimmt wird.

2. **Fall.** Hans H. (P. 3131/66), 38jähr. Polizeimeister, erkrankt während der Übungen zum silbernen Sportabzeichen mit hartnäckigen Rückenbeschwerden, so daß er schließlich auf die letzte Übung verzichten muß. Bald befürchtet er eine Rückenmarksschwindsucht, er trägt Katzenfelle und Angoraleibbinden und benutzt eine elektrische Wärmedecke. Es folgen 5 Krankenhausaufenthalte, schließlich wird ein Querfortsatz operativ gekürzt. Der Kranke ist ängstlich und verunsichert, ob er noch „Halt" im Rücken habe. Beim Heben konzentriert er sich auf das richtige Durchbiegen der Kniegelenke und das Anspannen von Bauch- und Rückenmuskeln. Über ein Jahr lang trägt er ein Stahlkorsett, dem er — wie er mit Genugtuung vorträgt — jeweils einen gewissen Halt verdanke. In übergroßer Bereitwilligkeit unterwirft er sich allen ärztlichen Anordnungen, etwas anderes könne er sich jetzt nicht mehr leisten. Auch beruft er sich immer wieder auf ärztliche Verbote, die vor allem das Heben betreffen. Bald muß er darüber hinaus aber auch auf den Herzschlag horchen, zur Vergewisserung greift er sich an die Herzgegend. Wenn er nicht genau 8 Stunden Schlaf gehabt hat, fühlt er sich marode. Er stellt seine Ernährung um und kauft Lecithin. Wegen des Rückens geht er häufig zur Sauna; er fragt sich dabei aber, ob dieses nicht wiederum das Herz zu sehr belaste. — Der Kranke ist von anankastischer Grundstruktur mit Pedanterie und übergroßer Ordnungsliebe, deswegen fühlt er sich von anderen beneidet. Dabei ist er aber aggressions- und durchsetzungsgehemmt. Er ordnet sich dem Vorgesetzten stets unter, „obwohl es in mir kocht und ich ihm auch mal die Meinung sagen möchte, ob ich ihm meine Schmerzen nicht mal einige Tage leihen sollte". Die Ehefrau sei „praktisch der Steuermann" und ein „Übermensch", er ordnet sich ihr unter, findet es aber nicht leicht, zu Hause mit 5 Kindern „seinen Mann stehen zu müssen". Seine besondere sensitive Empfindlichkeit bezieht sich auf das Vorhandensein der fünf Kinder: Man würde ihm vielleicht vorwerfen können, er sei ja selbst daran schuld. Tatsächlich war das fünfte Kind nicht mehr gewünscht gewesen, es kam trotz Coitus interruptus. Der Kranke fügt an, daß er sich ja nun sowieso im ganzen zurückhalten und schonen müsse. In seiner ganzen Zukunftseinstellung ist der Pat. von timider Vorsicht, die nichts wagen läßt.

Epikrise: Der Kranke ist schon immer durchsetzungsgehemmt gewesen, er unterwarf sich stets den Vorgesetzten bei gleichzeitig sich anstauendem Groll und ist auch gegenüber der Ehefrau übergefügig, die er als „Übermensch" bewundert. Seine Ängstlichkeit ist eingebettet in eine anankastische Wesensart, über deren frühkindlichen Entwicklungsbedingungen nichts zu erfahren ist. Die Autoritätsfurcht weist jedoch auf seine ambivalente Haltung gegenüber Vaterfiguren hin, die aus der ödipalen Phase der libidinösen Entwicklung herrühren mag. Zum ersten hypochondrischen Ausweichen kommt es, als der Kranke durch sportliche Leistung vor jüngeren Kollegen seine körperliche „Potenz", die sich in seinen fünf Kindern ohnehin in zweideutig-beschämender Weise kundtut, beweisen und zugleich vor den Vorgesetzten besser dastehen wollte. Das persistierende Rückensyndrom erweist dabei eine Doppeldeutigkeit: Einmal zwingen ihn die Beschwerden und die Anordnungen, ja Operationen der Ärzte zum Rückzug vor der Erwartung der Vorgesetzten, er kann sich stets auf die Autorität der Ärzte, die er willig akzeptiert, berufen. Andererseits drückt das Rückensyndrom aber auch den fehlenden „Halt" im Triebbereich aus. Er findet es immer schwerer, bei der Ehefrau „seinen Mann stehen zu müssen", und projiziert seine Triebambivalenz auf andere, die ihn wegen seiner Triebansprüche — in den fünf Kindern für alle Welt offenkundig — necken oder anschuldigen könnten. Ein Stahlkorsett vollbringt schließlich die „Erektion" des Rumpfes, dieses Hilfsmittel ist jetzt aber ganz von der Krankheit her vorgeschrieben und zudem von der Vaterfigur des Arztes zugestanden worden. — Die Symptombildung läßt sich aus der neurotischen Lebens-situation mit ihren libidinösen Implikationen zwanglos ableiten. Die Hypochondrie des Kranken ist ohne ihre neurotische Genese nicht denkbar. Dennoch greift das hypochondrische Erleben in seiner systemhaften Abgeschlossenheit und Undurchdring-lichkeit über die bloße neurotische Symptombildung hinaus. In dem Erleben des von Rückenmarkschwindsucht und Herzleiden Affiziertseins, im Beobachten und „Über-bewerten" des Leiblichen und in der Weise des hypochondrischen Lebens zeigt sich eine in sich autochthone Strukturierung der Leib- und Welterfahrung, welche schließ-lich immer weniger von den im engeren Sinne neurotischen Bedürfnissen her deter-miniert erscheint, als von der in der Hypochondrie selbst liegenden thematischen Relevanz des leiblichen Risikos. Dieses Thema des Leiblichen steht nicht bloß para-digmatisch für das Wagnis im Leben und gegenüber den neurotisch bedeutsamen Vater-figuren, sondern es wird im Erleben des Kranken zu einem eigenen beherrschenden Thema, welches seine eigenen Implikationen fordert.

3. Fall. Jürgen G. (Kr.Bl. 015228), 26jähr. Student, klagt über vielfältige Beschwerden: Beklemmung auf der Brust, Schwäche, Herzstiche, Hämmern des Herzens, wenn er im Bett liegt, Pulsieren der Halsschlagader, er fühle sich schon morgens „schlapp wie ein Hund". Er verspüre Kreislaufstörungen und Beeinträchtigungen seines Allgemeingefühls und habe ein System ausgedacht, durch streng bemessene kleine Gehstrecken einerseits das Herz zu schonen, es andererseits aber auch vorsichtig zu trainieren. Seine Hauptsorge sei, vor Herzschwäche tot umzufallen. So denke er, daß er beim Gehen nicht stehenbleiben dürfe, um das Herz in seiner Aktivität gerade noch aufrechtzuerhalten. — Der Pat. befand sich bereits vor Jahren in der Klinik, als er glaubte, sich durch Onanie geschadet zu haben und dadurch leistungsunfähig ge-worden zu sein; tatsächlich war er aber den Anforderungen des Gymnasiums nur knapp ge-wachsen gewesen. Ein reicher Wohltäter brachte es dahin, daß er das Abitur nach einem Schul-wechsel bestand, und finanziert ihm das Studium. Bei Einladungen macht dieser homosexuelle Annäherungen. Der Kranke entwickelt keine offenen Schuldgefühle, da er die Ejakulation jeweils zu vermeiden gewußt habe. Zu ernsthaften Kontakten zu Mädchen habe er es aus Ge-sundheitsgründen nicht kommen lassen. „Weil ich mich körperlich mies fühlte, versuchte ich diese Dinge zu neutralisieren." Auch stelle er das Weibliche als Ästhet und Idealist sehr hoch. Das Studium unterbricht er wegen seiner Schwäche. Es sei überhaupt ein „Verschleiß" der geistigen Kräfte, wenn man gleich nach dem Abitur studiere und so ständig im Lernprozeß darinbleibe. Zudem habe er sich von Infektionen nie wieder erholt gehabt. Um eine „Berufs-sicherheit" zu haben, beginnt er eine Banklehre. Da man von ihm als Abiturient mehr ver-langt und die Luft in der Bank schlecht ist, reichen seine Kräfte nicht mehr, den ersten Urlaub durchzustehen. Er gelangt noch zum Wörthersee, kann wegen der Herzschwäche aber nur im Liegestuhl liegen und bricht den Aufenthalt vorzeitig ab. Nach 2monatigem Aussetzen mit einer Liegekur führt er die Banklehre „gegen meine Gesundheit" zu Ende, muß dann aber eine Herzkur machen, an die er eine „Nachkur" zu Hause anschließt. Dann habe er das Studium wieder aufgenommen, einmal um den Erwartungen jenes Gönners nachzukommen, zum ande-ren aus der Überlegung, daß er als Student am ehesten seine Kräfte schonen könne, indem er bloß zu 50% arbeite, während er als Bankkaufmann den ganzen Tag über ausgelaugt werde. Er nutze jeden freien Augenblick zur Schonung, dabei „habe ich mich immer an der Leistungs-fähigkeit des Herzens orientiert". Er lebe eine strenge Herzdiät, ergänzt durch Vitamin-präparate, er meide Wurst und nehme abends zur „Beruhigung des Sympathicus" Dr. Ritters Schlafgut ein. An sich würde er Kontakt zu Mädchen durchaus schätzen, „das kann die Mutter mir nicht geben". Er suche aber eher Zärtlichkeit als „so einen kurzen Geschlechtsakt". Bei einer Zärtlichkeit sei allerdings einmal unversehens ein Samenerguß vorgekommen, so daß er nun meine, „Energie sparen zu müssen". Der Pat. ist, nachdem der Vater vermißt war, als Liebling der Mutter aufgewachsen, da er dem Vater so ähnlich sah. Er schläft heute noch im Ehebett neben der Mutter, ihr ist die Pflege des Sohnes ausschließlicher Lebensinhalt geworden.

Epikrise: Zu ersten hypochondrischen Anzeichen kommt es, als der Kranke den Anforderungen der Schule nicht gewachsen ist, und er weicht in die Befürchtung aus, sich durch Onanie geschadet zu haben. Das Leistungsversagen, eigentlich durch mangelnde Begabung verursacht, wird zu einem Versagen infolge körperlichen Verschleißes. Dieses Erleben zieht sich fortan wie ein roter Faden durch das Leben des Kranken. Die Onanieskrupel wendet er ins Hypochondrische: aus der moralischen Schuld macht er ein Verschulden gegenüber dem Körper, dem er Energie entzogen habe. Aus der ödipalen Bindung an die Mutter, die auf die Hypochondrie des Sohnes ganz eingeht, vermag er sich nicht zu lösen. Es fehlt nicht nur das väterliche Gegengewicht, er weicht auch vor als Vaterfiguren erlebten Lehrern, die er als „scharf" bezeichnet, gern aus. In der Beziehung zu dem reichen Wohltäter werden zudem homoerotische Tendenzen deutlich. Lediglich durch Vermeiden der Ejakulation meint er, eigene „Schuld" ausgeschlossen zu haben; Ejakulation bedeutet für ihn aber zugleich Energieeinbuße, die nicht wieder gutzumachen ist. Der Spermaverlust tritt damit als gefürchtetes Moment an die Stelle einer vom Über-Ich ausgehenden Verpönung der Triebregungen. Das hypochondrische Erleben des Kranken bleibt in solcher Weise ständig auf die innerseelische libidinös bestimmte Kontrastdynamik bezogen. Darüber hinaus erlangt die Hypochondrie aber auch ein Eigenleben. Alle Körperfunktionen erlebt der Kranke nur noch als ein Sichabmühen am Rande des Todes. Berufsarbeit, Studium, Urlaub, überhaupt alle „Möglichkeiten der Entfaltung", wie er selbst sagt, kann er nur gegen seine Körperkräfte wahrnehmen. Der Leib ist ihm zum einzig relevanten Zielpunkt seines Erlebens geworden. Durch den Leib hindurch ist er unablässig auf einen Umkreis von Gefahren bezogen, die Welt selbst ist ihrer Harmlosigkeit entkleidet, sie ist Quelle der leiblichen Gefahren geworden. Jede Anforderung aus der Umwelt wird dem Kranken zu einer Zumutung an seinen Leib. Die leibliche Gefährdung ist es, die ihm alleiniger Maßstab für noch verbliebene Aktionsmöglichkeiten ist.

4. Fall. Joachim R. (P. 1876/66), 27jähr. Musiker: „Vor 6 Jahren begann ich mich auf meinen Gesundheitszustand zu konzentrieren. Vorher hatte ich mich in mein Studium verrannt, mich ganz auf mein Ziel konzentriert und habe auf Schmerzen nicht so geachtet. Vor 6 Jahren ging es mir gesundheitlich dreckig: Das heißt, wenn ein Schiff erst einmal sinkt, erwacht man, und so wurde ich darauf aufmerksam. Früher habe ich mehr drauflos gelebt." Jetzt habe ihn aber sein Körper gezwungen, vorsichtig und „vernünftig" zu werden. Anfängliche Magenbeschwerden veranlaßten ihn zu einer Diät. Er begann an Krebs zu denken, kontrollierte häufig die Zunge im Spiegel. Er fühlte sich „durch den Gesundheitszustand zurückgedrängt, benachteiligt und damit auch geschwächt". Es kommt zu einer Zittrigkeit, der Kranke fühlt seinen Atem flacher werden, so daß er „kämpfen" und sich auf das Durchatmen konzentrieren muß, „ich kann nicht mehr bewußt durchatmen". Einem Schwindelgefühl folgt eine Schwere im Körper, beim Violinspiel fühlt er die Gravitation im Arm als eine „Bedrängnis", er sei nur noch „eine halbe Portion, richtig zerschlagen, als ob der Körper zusammensinken wollte". Dazu komme es vor allem dann, wenn er im Orchester Stücke spielen müsse, bei denen er schon einmal versagt habe. Seine Angst sage ihm dann, daß der Arm gleich zu zittern anfangen werde und er im Spiel versage. „Im geigerischen Versagen liegt die Gefahr." Seine innere Wut, etwa über den Vorgesetzten, könne er zu Hause aber loswerden, indem er kurzerhand sein Hemd aufreiße, einen Teller zerbreche oder seiner Frau etwas Häßliches sage. „Die Bosheit gibt mir dann gewisse Kraft, während der Beruf mir eher hinderlich ist. Wenn dort die Atembeklemmung kommt, ist es die Angst, daß der Arm stehenbleibt." Er könne dann sich selbst hassen, „weil ich durch meinen Gesundheitszustand nicht die Qualitäten, die in mir stecken, zum Ausdruck bringen kann". Der Kranke würde gern in Symphonieorchestern spielen, seine Gesundheit hindert ihn aber daran, günstige Angebote anzunehmen. — Seinen starken Geschlechtstrieb müsse er unterdrücken, da er sich nach jedem Geschlechtsverkehr ausgelaugt fühle und erst am nächsten Morgen wiederhergestellt sei. Aus der Sorge, sich zu schwächen und beruflich nicht mehr leisten zu können, traue er sich nur einen Geschlechtsver-

kehr in der Woche zu. Wie stark der Geschlechtstrieb aber auch weiterhin sei, spüre er daran, daß auch andere Frauen ihn anzögen, so daß er sich gern in etwas einlassen würde. Die „sinn-lose Kraftvergeudung" müsse er aber meiden. Mit der Heirat vor 6 Jahren begannen die Be-schwerden und die hypochondrische Selbstbeobachtung. Als er sich einmal mit kaltem Wasser gewaschen hatte, verspürte er hinterher eine Verkühlung am Geschlechtsteil und an den Nieren. Später kam es 1—2mal wöchentlich zu Pollutionen. Danach verspüre er ein Ziehen „bis in das Rückenmark hinein. In diesem ziehenden Schmerz liegt auch eine Unzufriedenheit, eine Abneigung, mein Wohlbefinden leidet darunter, die Stimmung wird schlecht." Zusammen mit dem pollutionsartigen Ausfluß aus der Harnröhre empfindet er eine Zerschlagenheit, das erinnert ihn an die Auslaugung nach dem Geschlechtsverkehr. Anfangs dachte er, aus der Harnröhre fließe Gelenkschmiere ab; später tropfte Rückenmark ab, zumindest sei es ein Ver-lust an Hormonen. Die Beschwerden breiten sich schließlich in Form von Kältegefühlen auf den Bauch, den Rücken und die Knie aus, es sei „so, wie man Fleisch aus dem Kühlschrank holt". R. hat eine überaus vorsichtige Lebensweise mit vielen hypochondrischen Praktiken an-genommen. Er trägt im Kreuz ein Katzenfell, auf dem Leib eine Wollbinde. Er achtet betont auf seine Diät, nimmt Vitamin A ein, um das Notenlesen zu verbessern, sorgt für gut an-gefeuchtete Zimmerluft und achtet auf Puls und Atmung. Die Atmung „ist fast immer befan-gen. Ich beobachte die Zustände und Reaktionen meines Körpers. Früher habe ich mich selbst beschuldigt, wenn ich nicht konnte und versagte. Heute sehe ich: die Reaktion meiner inneren Organe ist daran schuld." Während er früher seinen Körper „ausgebeutet" habe, sei seine heutige Rückwendung auf den Körper „eine Besinnung auf das, was notwendig ist". — Der Kranke ist als Kind von der Mutter sehr verwöhnt worden. Er empfand den Vater als streng und fordernd, so daß er auch nie zu trotzen wagte. Selbst Zärtlichkeiten der Mutter getraute er sich nicht zu akzeptieren, dagegen nahm er gern ihre gesundheitliche Überfürsorge an. Er heiratete eine mehrere Jahre ältere Frau, die sich ganz auf seine Hypochondrie eingestellt hat und sich, wie er meint, freut ihm helfen zu können. Er bewundert sie, weil sie intelligenter als er sei.

Epikrise: Die hypochondrische Entwicklung beginnt mit der Eheschließung, nach-dem vorher nur ein Reizmagen die anhaltende emotionale Belastung durch seine be-ruflichen Leistungsansprüche widergespiegelt hatte, vor denen er infolge Selbst-unsicherheit dann aber kapitulierte. Die Ehe belebte offenbar frühere Konfliktmög-lichkeiten: Die starke Mutterbindung überträgt er auf die Ehefrau, er überträgt aber auch alle Skrupel, mit denen diese Bindung durch die väterliche Bedrohung belastet war. So muß er in der Ehe die Sexualität desto mehr zurückdrängen, je mehr er ihren Triebdruck sowohl mit Wohlgefallen als auch mit Schuldgefühlen registriert. Zu-nehmend gewinnen sein Leistungsverhalten und seine Aufstiegswünsche an Gewicht; er sieht diese nicht durch eigenes Versagen und Rückzugstendenzen bedroht, sondern durch die Schwächung seines Körpers. Im Spermaverlust versinnbildlicht sich ihm die Devitalisierung, das Sperma identifiziert er als tropfendes Rückenmark. Wenn er be-ruflichen Chancen unter Berufung auf seine Gesundheit ausweicht, so staut sich bei ihm reziprok der Haß gegenüber dem Konzertmeister an. Er wagt die Aggressionen aber nicht unmittelbar zu äußern, denn die latent stets vorhandene Furcht vor Ver-sagen läßt Atmung und Armbewegungen in der Selbstbeobachtung stärker hervor-treten, die geheime Wut bringt seinen Arm beinahe zum Zittern, so daß er nun ge-nügend Anlaß sieht, die Triebabfuhr zu verschieben und sie an der Ehefrau auszu-lassen. Ihr vertraut er wie früher seiner Mutter, daß sie ihm seinen infantilen Trotz-anfall nachsehen werde. — In der erlebten leiblichen Schwächung, zum Beispiel im Spermaverlust, aber auch in dem Konversionssymptom des beim Geigen zitternden und „stehenbleibenden" Armes bleibt die Beziehung zu den neurotischen Konflikten sehr deutlich erkennbar. Dennoch geht auch hier die „Besinnung auf das, was (dem Leib) notwendig ist", darüber hinaus. Die Bedeutsamkeit, die der Leib in der neuen objektivierenden Sichtweise gewinnt, bestimmt nicht nur die Perspektive, unter der

der Kranke die unmittelbaren hypochondrischen Erfahrungen an sich macht und seine gesundheitlichen Maßnahmen trifft, sondern auch den Gesichtskreis, unter dem ihm jedes Ausgreifen des Leibes im Leisten und Genießen erscheint. Die Hypochondrie bleibt für ihn nicht nur neurotische Zuflucht, sondern sie wird zu einem in sich richtigen und positiven Ideal, das er früher verfehlt habe. Die Rationalisierung des hypochondrischen Rückzuges verfestigt sich zu einer Persönlichkeitshaltung, welche ihre Rechtfertigung in sich selbst findet.

5. Fall. Alfons H. (Neur. P. 713/67), 24jähr. Landwirt: „Bei schwerer Arbeit und beim Bücken habe ich es im Rücken." Es sei ein Stechen und Ziehen, dazu eine Schwäche in den Beinen, daß die Knie „schlackern". Bei Aufregungen unerträgliche Zunahme der Beschwerden. Er habe sich „überarbeitet", als der elterliche Hof neugebaut wurde. Er habe ihn erben sollen, nachdem seine Geschwister in andere Berufe gegangen waren. Seit 2 Jahren ist der Kranke hypochondrisch beunruhigt. Er denkt an eine Quetschung des Rückenmarks und befürchtet, gesundheitlich ganz ruiniert zu werden, wenn er die Landarbeit länger verrichte. Er tastet immer wieder den Bereich seiner Beschwerden ab, bewegt den Rücken probatorisch, um sich zu vergewissern, daß das Leiden noch da ist, und meidet ängstlich jede Überlastung bei der Arbeit. Vom Rücken her dringen Stiche bis zur Herzgegend durch. Er befürchtet eine Lähmung, nachdem einmal von einer „schwachen Wirbelsäule" die Rede war. In die Klinik kommt er als „die letzte Rettung". Besonders belastet fühlt sich der Kranke dadurch, daß sein Leiden nun so weit fortgeschritten sei, daß er es den Geschwistern nicht mehr gleichtun und den gewünschten Schlosserberuf lernen könne. Andererseits sei aber das Rückenleiden Grund genug, endlich mit der Landwirtschaft aufzuhören. Der elterliche Hof sei an ihm „hängengeblieben"; er bekomme kaum Lohn, obwohl er die ganze Arbeit mache, und müsse den „Terror" des Vaters aushalten, dem er nicht widersprechen könne. Er beneidet die Geschwister, die es geschafft hätten, den Hof zu verlassen. Unsicher fühlt er sich andererseits dadurch, daß der Vater über die Erbfolge auf dem Hof noch nicht testamentarisch entschieden habe. Nur die Hoffnung auf den Hof habe ihn überhaupt noch halten können.

Epikrise: Der durchsetzungsgehemmte, leicht anankastische und Mädchen gegenüber kontaktgehemmte Patient steht in besonderem Maße unter dem Druck seines Vaters, nachdem die Geschwister sich diesem entzogen haben. Der elterliche Hof ist infolge seiner mangelnden Entschiedenheit an ihm „hängengeblieben", andererseits möchte er auf ihn aber auch nicht verzichten. Die Hoffnung auf die Erbschaft läßt ihn seine Durchsetzungsgehemmtheit gegenüber dem Vater und sein Verbleiben auf dem Hof als „Klugheit" rationalisieren. Zu funktionellen Rückenbeschwerden kommt es, als neue Hofgebäude errichtet werden und der Kranke dadurch endgültig zum Bleiben festgelegt wird. Das Rückensyndrom gibt ihm nun den Anlaß zum Rückzug vor der Landarbeit, er fühlt sich durch die Beschwerden vor dem Vater ausreichend gerechtfertigt und gedeckt. Zu dem Rückensyndrom tritt ein Jahr später die hypochondrische Verarbeitung als etwas Neues hinzu, sie verändert die erlebnismäßige Perspektive des Kranken, aus den Rückenbeschwerden wird das unheilbare Leiden, das ihn zwar noch mehr zur Landarbeit untauglich macht, andererseits aber auch keinen Absprung mehr zuläßt, da er nun nicht mehr Schlosser werden kann. Auch bei diesem Fall gewinnt die Hypochondrie, die zeitlich abgesetzt zum Rückenkonversionssyndrom sekundär hinzutrat, ihr nicht zu übersehendes Eigengewicht, sie bleibt jedoch relativ motivationsnahe und konfliktbezogen. Der Aktualkonflikt der schon immer neurotisch verunsicherten Persönlichkeit wurde während der ersten Phase des Krankseins in das Körperliche hinein verlagert; die Hypochondrie macht den Konflikt aber erst vollends unlösbar, der hypochondrische Aspekt seines Krankseins nimmt ihm nun jede wirkliche Entscheidung ab. Die Hypochondrie führt hier also zu einer gewissen Umfinalisierung der Rückenbeschwerden. Die hypochondrische Haltung selbst mit ihrer ängstlichen und peinlich-genauen Körperbeobachtung und den Krankheitsbefürchtungen wird jetzt aber auch mehr und mehr zu einer besonderen Seinsweise, die die ganze Persönlichkeit beherrscht und von allen verantwortlichen Umweltbeziehungen abblendet.

6. Fall. Reinhold G. (Kr.Bl. 014536), 44jähr. Oberfeldwebel, erkrankt erstmals mit „Blinddarmschmerzen", als er aus dem Lebensmittelgeschäft seiner Ehefrau zum Bundesgrenzschutz überwechselt. Er beginnt vorsichtig zu leben und hat jahrelang Ruhe. 11 Jahre später setzt eine Vielzahl von Beschwerden ein: Gallebeschwerden, Schleimabgang im Stuhl, unverdaute Speisereste, die er bei seiner sorgsamen Stuhlkontrolle bemerkt; Körperschwäche, so daß er nicht mehr weit gehen kann. Er wird verängstigt und macht sich zunehmend Sorgen über seinen Zustand. Hinzu kommen Schädelbrummen, reißende Kreuzschmerzen, Zucken des rechten Augenlides, in der Blinddarmgegend eine Empfindung, als ob dort ein Ballon aufgeblasen werde. Er prüft den Stuhl laufend auf Blutbeimengung, tastet die Gallenblasengegend ab und hat die „Hand da oft liegen zum Wärmen und zum Abfühlen", morgens inspiziert er die Zunge. In seiner Lebensweise wird er hypochondrisch-vorsichtig und restriktiv: er meidet sorgsam Zugluft, trägt gefütterte Spezialunterwäsche, meidet Kaffee und Alkohol und nimmt Lecithin, Ei in Rotwein, Hagebutten- und Malventee zu sich, macht Umschläge, desinfiziert den Rachen mit „Rachengold" und gurgelt hinterher mit „Vademecum". Schließlich kommt es zu Krebsbefürchtungen, die ihm auch durch eine Operation nicht genommen werden können. — Die Mutter des Kranken war bereits übervorsichtig und pflegte sich vormittags schon wieder niederzulegen und Umschläge auf den Leib zu machen. Der Pat. galt als „blutarm", so daß auf ihn besonders geachtet wurde. Er erhielt ständig Ei mit Rotwein, nahrhafte Sonderkost und Lebertran und wurde besonders warm angezogen. Er ist durchsetzungsgehemmt, wird vor Vorgesetzten verlegen und gerät ins Schwitzen; er bekommt Herzklopfen, schweren Atem und ein Frieren im Rücken, „eiskalt läuft es runter", wenn Unvorhergesehenes auf ihn zukommt. In der Ehe dominiert die Ehefrau, um des Friedens willen schlucke er alles hinunter. Zum Bundesgrenzschutz geht der pessimistische und etwas anankastische Mann, um als Beamter gesichert zu sein. Dort kommt es 11 Jahre später, im Vorfeld der Hypochondrie, zu einer Konfliktsituation: Ein jüngerer Kollege, den er eingearbeitet hatte und der sich deshalb wohl minderwertig vorgekommen sei, der aber auch einen Kopf kleiner als er war, entwickelte starken Ehrgeiz und schlug einen scharfen Ton an. Deshalb habe er nach einem Besuch eines Lehrganges schließlich darauf verzichtet, Stabsfeldwebel zu werden, und jener Kollege habe den Posten eingenommen. „Weil ich von mir aus gesagt habe: ich will nicht, bin ich auch nicht gekränkt, obwohl ich von dem 8 Jahre Jüngeren Befehle entgegennehmen muß. Ich habe es ja gewollt und habe soviel Einsicht, daß die Jüngeren eben noch mehr Energie haben, zum Teil auch von der Gesundheit her." Es nage aber doch an ihm, daß er sich so schlecht zur Wehr setzen könne.

Epikrise: Bei dem schon in seiner Kindheit mit hypochondrischer Ängstlichkeit aufgezogenen pessimistischen und durchsetzungsgehemmten Kranken hat schon immer eine ängstlich-vegetative Reagibilität bei Belastungen und Unvorhergesehenem bestanden, das seinem Sicherheitsbedürfnis zuwiderlief. Zu einem ersten „funktionellen" Kranksein kam es, als er um seines Sicherheitsbedürfnisses willen sich von der dominierenden Ehefrau stärker ablösen mußte und zum Bundesgrenzschutz überwechselte. Dort kommt es später zu einem Sozialkonflikt, der die neurotische Ambivalenz zwischen Ehrgeiz und sozialem Statusstreben einerseits und Durchsetzungsgehemmtheit andererseits deutlich widerspiegelt. In seinem Rückzug und in seiner Ohnmacht gegenüber dem nun mächtig gewordenen Kollegen fühlt er sich auf seinen Leib zurückgeworfen, der mit seiner mangelnden „Energie" den Rückzug rechtfertigen muß. Der äußere Krankheitsgewinn besteht darin, daß er durch das Kranksein dienstunfähig wird und sich in einer Art von masochistischem Triumph nun der Botmäßigkeit jenes Kollegen entzogen sieht. Mit dem Fortgang der hypochondrischen Entwicklung bleiben aber nicht diese neurosedynamischen Momente allein entscheidend, die Hypochondrie selbst wird mehr und mehr eigenmächtig, die immer weiter um sich greifende thematische Relevanz der leiblichen Gefährdung gewinnt zunehmend Bedeutung für sein ganzes Leben. Der frühere aktuelle Konflikt verliert für den Kranken an Bedeutung. Er hat mit seinem damaligen Rückzug jedoch gewissermaßen paradigmatisch einen Schlußpunkt unter seinen schon immer bedrohten Weltbezug gesetzt und lebt jetzt nur noch aus der Perspektive der vitalen Bedrohung heraus.

3. Diskussion

Unsere als mehr paradigmatisch anzusehenden Krankheitsfälle lassen erkennen, daß es stets neurotische Entwicklungen sind, die zur Hypochondrie hinführen. Die hypochondrische Verfassung selbst erscheint jedoch als etwas Eigenständiges und sich in sich selbst Verfestigendes, je umfassender und ausschließlicher die hypochondrische Leibbezogenheit wird. Zwar auf dem Boden der Neurose erwachsen, wird die Hypochondrie schließlich zu einer Persönlichkeitshaltung, welche eine meist dauerhafte Abwandlung sowohl der Kommunikation mit der Welt als auch der Reflexion auf sich selbst konstituiert. Es handelt sich bei ihr um eine so tiefgreifende Veränderung der geistigen Haltung, daß sie gegenüber dem Neurotischen, wiewohl dieses immer noch greifbar ist, ein Eigengewicht gewinnt und sich aus sich selbst weiterhin trägt und weiterentwickelt. Deshalb kann auch, wie bereits LADEE [64] hervorgehoben hat, nicht schon dann von Hypochondrie die Rede sein, wenn Neurotiker aus ihren Beschwerden oder somatisierten Symptomen zu viel „hermachen"; es genügt auch nicht ein gewisses Eingenommensein vom Körper oder Körpersymptom, soweit dieses Eingenommensein nur neurotische Mechanismen wie masochistischen Lustgewinn, Ausdruck eines Strafbedürfnisses, Aggressionen gegenüber einer ambivalent erlebten Beziehungsperson beinhaltet. Entscheidend ist auch nicht das introvertierte Kranksein des wirklich Schwerkranken oder das restriktive Leben durch chronisches Leiden, Verkrüppelung oder Invalidität. Vielmehr kommt es auf die besondere hypochondrische Seinsweise an, wie sie in ihrer eigenen Typik phänomenologisch und verhaltenspsychologisch faßbar ist. Die einseitige subjektive Reflexion auf den Leib, den der Hypochonder zu seinem Quasi-Objekt macht und dessen ursprüngliche Transparenz zur Objektwelt dem Hypochonder nur noch in gebrochener Weise gegeben ist, und die thematische Relevanz des leiblichen Risikos im Weltbezug sind es, die das eigentlich Hypochondrische ausmachen. Wenn die Hypochondrie also zunächst auch ein neurotisches Rückzugsverhalten ist und die hypochondrische Einstellung zusätzlich im Sinne einer charakterneurotischen Reaktionsbildung festgehalten werden kann, so setzt sich die hypochondrische Haltung doch schließlich jenseits des Neurotischen fort, und zwar ganz ähnlich, wie bei sensitiven Wahnbildungen, die sich genetisch ebenfalls psychodynamisch zurückverfolgen und verstehen lassen, das paranoische Aufhorchen und Ausdeuten schließlich auch als etwas in sich Autochthones das Personsein des Kranken bestimmt und abgrenzt.

Trotzdem muß die neurotische Vorgeschichte einer Hypochondrie besonderes Interesse beanspruchen, und es stellt sich die Frage, welche frühen emotionalen Versagungen oder Konflikte, welche späteren Lebenskonflikte und welche neurotische Charakterstruktur zur Hypochondrie geführt haben. Über die frühe Kindheitsentwicklung hypochondrischer Patienten ist oft nur wenig zu erfahren, was psychodynamisch relevant ist. Eigentliche Hypochonder werden auch nicht häufig in eine psychoanalytische Behandlung genommen, weil das Insistieren des Kranken auf dem

4*

körperlichen Bedroht- und Affiziertsein einen Widerstand darstellt, welcher die
Therapie sehr erschwert. So lassen sich meist nur aus der familiären Konstellation, aus
späteren typischen Konfliktsituationen und aus den ersten neurotischen Symptombildungen, die der Hypochondrie vorauslaufen, Rückschlüsse auf die Entstehungsgeschichte ziehen. Die ödipale Bindung an die Mutter, die oft ungelöst bleibt oder auf
die Ehefrau übertragen wird, und ihr Gegenstück, die Angst vor der Strafe des Vaters,
die sich frühzeitig in einer Onaniehypochondrie, später in der starken Ambivalenz
gegenüber Autoritätspersonen fortsetzen kann, sind anscheinend oft wiederkehrende
Voraussetzungen für eine hypochondrische Entwicklung. Zu fragen wird sein, ob es
daneben spezifische Bedingungen gibt, welche zu einer Hypochondrie hinführen können. Die „Charakterpanzerung" im Sinne von REICH, die beim Hypochonder sowohl
in der rigiden hypochondrischen Verfassung selbst, als auch in seinen psychischen
Widerständen erkennbar ist, läßt daran denken, daß es — vielleicht schon bei ihrem
Aufbau in der frühen Kindheit — zu einer Stereotypisierung und Erstarrung von
Kontroll- und Abwehrfunktionen des Ich gekommen ist, welche für die permanente
Abwehr, wie es FREUD [35] nennt, verantwortlich sind. Die eigentliche hypochondrische Entwicklung kann frühzeitig einsetzen und unmittelbar die hyponchondrischen
Pflegepraktiken der Mutterfigur, manchmal auch die Verhaltensweisen einer Familien-
hypochondrie übernehmen. Die Adolescenz gibt offenbar mit ihren Reifungskonflikten
Bedingungen, die einer subjektzentrierten Zuwendung zum Leib günstig sind, die Er-
krankungshäufigkeit in dieser Altersphase ist ein deutlicher Hinweis darauf. Das ver-
stärkte Andrängen ambivalent erlebter sexuell-genitaler Antriebe, die körperlichen
Reifezeichen, die vermehrte und erstmalig reflektierte Intimität im Verhältnis zum
eigenen Leib, die Rollenunsicherheit dieses Alters können in ihrer wechselseitigen
Durchdringung einer Hypochondrie, aber auch einer Dysmorphophobie (welche mit
JAHRREISS als Schönheitshypochondrie aufgefaßt werden kann) den Weg ebnen. Eine
Hypochondrie kann aber auch erst in späterem Lebensalter beginnen, unter Umständen erst im Involutionsalter, wo eine vermehrte Bereitschaft zur Reflexion auf
die eigenen beschränkten Ausgreifmöglichkeiten im Leben schon physiologischerweise
einsetzt. — Der Umschlag von der rein neurotischen Dynamik und Symptombildung
zur Hypochondrie wird durch jenen Punkt bezeichnet, wo der Kranke über die neurotischen Körpersymptome, Beschwerden oder Funktionsstörungen hinaus sich auf seinen
Leib zurückgeworfen erlebt und das leibliche Risiko jetzt zum wesentlichen relevanten
Bezugspunkt seines Verhaltens wird.

II. Hypochondrische Sensibilisierung

1. Einleitung

Aus den Lebensläufen hypochondrischer Entwicklungen lassen sich manchmal gewisse Randbedingungen abheben, die nicht unmittelbar neurotisch begründet zu sein
scheinen, die jedoch beim Hineingeraten in die hypochondrische Verfassung mitwirken,
ohne daß ihre Relevanz im Vergleich mit den neurotischen Bedingungen immer klar
erkennbar ist. Auf die Problematik von Unfallhypochondrien soll hier nicht näher
eingegangen werden. Doch sei an die von SCHILDER [91, 92] geäußerte Auffassung
erinnert, daß der traumatisierte Körperbereich oft schon vor dem Unfall Gegenstand
narzißtischen Interesse war und daß die Unfalldynamik nur sekundär zur libidinösen

Aufladung dieses Körperbereichs und damit zur Entwicklung einer Hypochondrie führt. Es taucht aber andererseits doch immer wieder die Frage auf, ob ein Unfall oder eine körperliche Erkrankung auch ohne eine neurotische Vorgeschichte nur durch Hinlenkung der Aufmerksamkeit auf den Leib, der sich durch Schmerzen und Funktionsstörungen bemerkbar macht, eine Hypochondrie in Gang bringen kann. Sicherlich kann eine hypochondrische Entwicklung, wenn sie erst einmal eingesetzt hat, von sich aus zu einer „Anreicherung des hypochondrischen Zustandes" [58] führen, indem die Störung sonst unbemerkt ablaufender Körpervorgänge nun durch die hypochondrische Hinwendung weiter verstärkt wird und damit weiterer, neuer Anlaß zur Selbstbeobachtung und Schonung gegeben ist. Die Frage ist jedoch, wieweit eine hypochondrische Entwicklung durch das bloße Aufdringlichwerden des Leibes bei einer Krankheit oder Verletzung in Gang gebracht werden kann. — Zu erörtern wäre auch, ob eine unerwartete Konfrontation mit einer Krankheit oder einem Todesfall in der näheren Umgebung, etwa das Miterleben eines Herzinfarktes, zu einer hypochondrischen Sensibilisierung führen kann oder ob es sich dabei nur um eine auslösende Situation handelt, die wie ein Schlüsselreiz die schon innerlich vorbereitete Hypochondrie nur in Bewegung setzt. Dasselbe Problem ergibt sich bei der Frage, wieweit ein hypochondrisches Elternhaus das hypochondrische Verhaltensmuster tradieren kann, und zwar unabhängig davon, daß die hypochondrischen Eltern schon bestimmte neurotisierende Aufwuchsbedingungen für die Kinder darstellen. Zu denken wäre hier an eine unmittelbare Über-Ich-Formierung, wenn die Eltern Verstöße gegen die Gesundheit unter Verdikt stellen und bestrafen und eine Gewissensangst imputieren, welche auf das leibliche Risiko bezogen ist. Die von der Umwelt angebotenen hypochondrischen Verhaltensweisen und Praktiken können umgekehrt wiederum als Waffe gegen die Erzieher verwandt werden, so daß sich also besondere Interaktionen zwischen hypochondrischen Eltern und ihren Kindern herausbilden.

Das Problem der hypochondrischen Sensibilisierung läßt auch an die Möglichkeit denken, daß bestimmte Kontrollfunktionen im kognitiven Verhalten, wie sie von der Schule KLEINS (s. [61]) herausgearbeitet wurden, die hypochondrische Einengung fördern und bahnen können. Es handelt sich dabei um überdauernde Persönlichkeitskonstanten, welche allgemeinste Verhaltensstrategien sind und sich im kognitiven Stil des einzelnen äußern (z. B. flexibles gegenüber konstriktem Verhalten, engfächeriges gegenüber weitfächerigem Kategorisierungsverhalten). Solche kognitiven Kontrollfunktionen werden offenbar im frühesten Kindesalter — also noch konfliktfrei im Sinne von H. HARTMANN — erlernt und erworben und können später in den Dienst neurotischer Abwehrvorgänge gestellt werden. Es erscheint denkbar, daß sie auch das hypochondrische Wahrnehmungsverhalten entsprechend strukturieren können. WITKIN u. Mitarb. [110, 111] haben mit Hilfe des Rahmen-Stab-Versuches (rod-frame test) feldabhängige von feldunabhängigen Personen unterschieden. Erstere vermögen Reize im kognitiven Feld differenziert und gewissermaßen „objektiv" einzuschätzen; feldunabhängige Personen sind dagegen mehr körperorientiert und beurteilen Feldreize eher global. Auch wäre an die Unterscheidung von ego-closeness und ego-distance als typisierende Persönlichkeitsmerkmale (nach VOTH u. MAYMAN [107]) zu denken, die durch autokinetische Versuche möglich war. Die ego-closeness ist durch bessere Zuwendung zur Umwelt, größere Impulsivität und vermehrte Verhaltensvariabilität in den verschiedensten Lebenssituationen gekennzeichnet, die ego-distance dagegen durch Sichzurückziehen in eine privat-subjektive Erfahrungswelt, Rückzug von Objektbeziehungen, Gehemmtheit und Überkontrolle im Ausdrucksverhalten. Bemerkenswert ist, daß sowohl die Feldabhängigkeit nach WITKIN als auch die Ich-Distanz nach VOTH durch Verfahren bestimmt werden, welche das Körpererleben bzw. die Suggestibilität der Orientierung im Außenraum zur Grundlage haben. Untersuchungen, welche Beziehungen zwischen der Hypochondrie und solchen präneurotischen Persönlichkeitstypen zum Gegenstand haben, fehlen bisher noch völlig. — Zusammenhänge zwischen Hypochondrie und Antriebsniveau hat HANSEN [41 a] untersucht. Sein Material besteht jedoch aus nosologisch unausgelesenen Hypochondern, auch wird bezüglich der Spezifität und Interpretierbarkeit seiner Befunde manche Frage offenbleiben.

2. Krankheitsfälle

7. Fall. Siegfried G. (Neur.P. 1094/67), 24jähr. Bauzeichner, wurde vor 8 Jahren wegen eines osteogenen Schienbeinsarkoms bestrahlt und mit Endoxan behandelt. Über die ihm mitgeteilte Diagnose las er nach, er wurde ängstlich und besorgt. Als sein Berufsplan, zur See zu gehen, sich zerschlug, fand er sich damit ab. Er begann, seinem Körper vermehrte Beachtung zu schenken und allerlei Krankheitszeichen an sich zu entdecken. Jedoch konzentrierte sich seine Aufmerksamkeit nicht auf das Schienbein, obwohl Bestrahlungsschäden in Form einer Tibialis- und Peronaeusparese aufgetreten waren, sondern er wandte sich seinem Herzen zu. Er verspürt Herzklopfen, vor allem nach Kaffeegenuß, und gewöhnt sich an, den Puls zu fühlen. Ein Kribbeln in der Schulter sagt ihm, daß der Blutdruck vielleicht nicht in Ordnung sei; auch erscheint ihm verdächtig, daß die Pulsfrequenz auf 65—70/min abgesunken ist. Beim Reden verspürt er Schmerzen an den Stimmbändern. Zu einer erheblichen Verschlimmerung kommt es nach seiner Verheiratung. Die halbjährlichen Röntgenkontrollen der Tibia beunruhigen ihn aufs neue, jedoch beruhigt er sich stets wieder. Dafür treten nun hartnäckige Hinterhaupt-Nacken-Beschwerden in den Vordergrund, er empfindet ein Spannen in der Kopfhaut, die Haare werden fettiger, bei Kopfbewegungen hat er Schwindelempfindungen. In seiner Konzentration ist er durch den Nackenschmerz „abgelenkt". Er beachtet ein allgemeines Unwohlsein, bewegt probatorisch den Kopf und auch die Kopfhaut und tastet diesen Bereich immer wieder sorgsam ab: „ich prüfe damit, ob es schlechter wird." Seine Hauptsorge ist es, einen Hirntumor zu haben; die Möglichkeit einer Metastase von dem Sarkom hat er dabei nicht im Blick. Er führt eine hypochondrische Lebensweise, meidet Kaffee, Alkohol, Sonnenbestrahlung und Kälte, trägt Angoraleibbinden, nimmt Lactose und Vitamine ein. Wegen seiner Beschwerden gibt er den Plan, in Abendkursen Ingenieur zu werden, auf. Ihm kommen Bedenken, ob er hätte heiraten sollen, und sorgt sich, die Kinder könnten Strahlenschäden haben. Die Libido läßt nun nach, er findet seinen Urin trübe und verspürt ein morgendliches Unwohlsein im Magen. — Der in seiner Arbeit penible Patient neigte schon immer zu Selbstunsicherheit und Erwartungsängsten, es darf nichts Plötzliches auf ihn „zukommen". Seit der Kindheit leidet er unter Alpträumen.

Epikrise: Die hypochondrische Entwicklung beginnt mit dem Wissen des Kranken um sein Tibiasarkom. Er wird ängstlich, wird durch die Kontrolluntersuchungen stets aufs neue beunruhigt und befürchtet spätere Strahlungsschäden bei seinen Kindern. Auffallend ist aber, daß das Hauptaugenmerk des Kranken nicht auf den Unterschenkel und das Sarkom gerichtet ist, von dem doch die vitale Gefährdung konkret ausgeht, sondern er ist viel stärker auf das Herz, später den Kopf und andere Körperbereiche bezogen. Die Herzhypochondrie würde dadurch plausibel sein können, daß das Herz gern als Ort der Angst erlebt und dann im beschleunigten oder „lauten" Herzschlag auch vermehrt bemerkt werden kann. Die Befürchtung, einen Hirntumor zu haben, erscheint auf das Sarkom inhaltlich kaum mehr bezogen, die Möglichkeit einer Sarkomausbreitung hat der Kranke sogar eher aus seinem Bewußtsein ausgeblendet. Es fragt sich, welche Bedeutung die neurotische Grundstruktur des Kranken für die Entwicklung seiner Hypochondrie hatte. Es fällt auf, daß er trotz Selbstunsicherheit und trotz seiner Erwartungsängste zur See gehen wollte, also gewissermaßen in Verleugnung seiner Grundängste als „Flucht nach vorn". Die Realität des Sarkoms vereitelt diesen Berufsplan. Den späteren, bei seiner Persönlichkeit weniger riskanten Plan, die Abendschule zu besuchen, muß er bereits wegen der hypochondrischen Kopfbeschwerden fallenlassen. Eine Tendenz zum Ausweichen zeigt sich auch in seiner Ehe. Die hypochondrische Entwicklung verstärkt sich nach der Eheschließung, der Geschlechtstrieb läßt mit dem allgemeinen Erleben von „Unwohlsein" nach. Sorgen wegen eventueller Strahlungsschäden der Kinder motivieren ebenso wie der trübe Urin, den er immer wieder konstatiert, den Rückzug von sexueller Aktivität in der Ehe. Die hypochondrische Fehlhaltung richtet sich längst nicht mehr auf das eigentliche Leiden, sondern auf andere Körperbereiche, die für seine neurotischen Triebambivalenzen und Ängste repräsentativer als der Unterschenkel sind. Das reale Körperleiden hat die Hypochondrie offenbar nicht verursacht, sondern allenfalls für dieses bestimmte Verhaltensmuster, das in erster Linie durch die neurotische Fehlhaltung begründet wird, die Weichen gestellt. Diesen Vorgang möchten wir als *hypochondrische Sensibilisierung* bezeichnen, und zwar in Anknüpfung an den von CAMERON [14] gegeprägten Begriff der Sensibilisierung auf bestimmte Verhaltensweisen hin.

8. Fall. Frau B. (Vp 133), 56jähr. Lehrerin: 1958 wurde wegen Carcinoms die Mammaamputation mit Röntgennachbestrahlung vorgenommen. 1964 Endoxankur wegen pulmonaler Auffälligkeiten. Man habe ihr die Diagnose nie mitgeteilt, sondern nur darum herumgeredet und behauptet, es sehe alles recht gut aus. Einmal sei sogar ganz konkret von einer Viruspneumonie die Rede gewesen, als man ihr das Endoxan verabfolgte. Sie habe aber bald selbst vermutet, daß es ein Carcinom sei und daß man bei den Kontrolluntersuchungen nach Metastasen fahndete. An diese Diagnose habe sie dennoch aber nie recht glauben können, sie habe sich dazu einfach zu gesund gefühlt. Durch die Mammaamputation sei man überhaupt viel zu einseitig festgelegt gewesen. Zur Operation habe man ihr keinen reinen Wein eingeschenkt; sie fühlte sich damals wie gelähmt und ließ die Operation an sich geschehen. Heute sei sie überzeugt, daß der Eingriff unnötig war. Sie hörte später zwar einmal, es seien einige „krebsartige Metastasen" im Gewebe gefunden worden. Sie habe sich dabei aber auch gefragt, ob derartiges nicht auch einmal in gesundem Gewebe zu finden sei. Jedenfalls habe sie den Ärzten die Diagnose nie abgenommen. „Ich habe mich dagegen gewehrt, denn ich muß doch selbst am besten wissen, wie ich mich fühle. Ich habe schließlich auch noch etwas zu sagen!" — Die Patientin war als Kind sehr ängstlich und gehemmt und hatte noch als junges Mädchen „Komplexe". Vor allem hatte sie Angst vor dem Vater und einen übermäßigen Respekt vor Autoritätspersonen. Sie habe immer als „kluges Kind" die Anerkennung anderer suchen wollen. Erst als junge Lehrerin sei sie selbstsicherer geworden. Sie mache sich über die Gesundheit nie besondere Sorgen. Beschwerden wie einen „empfindlichen Magen" übergehe sie eher, „ich will es mit dem Willen schaffen", sie empfinde sich als optimistisch und unbefangen.

Epikrise: Dieser Fall ist das Gegenstück zu dem vorhergehenden. Es wird gleichfalls ein maligner Tumor festgestellt und behandelt, Jahre später erfolgt eine Endoxankur wegen pulmonaler Metastasen. Die Patientin erfährt nur bruchstückweise die Diagnose, zieht aber aus der Therapie selbst den richtigen Schluß, daß ein Carcinom diagnostiziert wurde. An diesem Punkt kommt es nun aber zu keiner hypochondrischen Sensibilisierung, sondern vielmehr zu einer Verleugnung der schwerwiegenden Diagnose. Zunächst hat es den Anschein, daß es sich dabei nurmehr um eine psychische Anpassung an eine sonst schwer zu ertragende Realität handelt, und zwar um einen Anpassungsvorgang bei einer stets gesunden, auf den Körper nie besonders achtenden und unbefangen reagierenden Patientin. Erst genaueres Hinsehen zeigt, daß es sich bei der Verleugnung des Carcinoms um einen neurotisch determinierten Vorgang handelt.

Frau B. war stets ängstlich und gehemmt gewesen und vermochte nur über den Umweg besonderer Leistungen (als „kluges Kind") die Gunst des gefürchteten Vaters zu gewinnen. Das Leistungsprinzip war es, das ihr auch später eine Möglichkeit sich zu adaptieren bot. Innere Gefahrenquellen wurden durch eine Fassade forcierter Unbefangenheit und die Überzeugung, alles „mit dem Willen" schaffen zu können, verdeckt. In dem Brustkrebs erstand nun offenbar eine enorme Realgefahr, welche dieses Gebäude neurotischer Kompensation gefährden konnte. Nur durch Verleugnung der im Grunde doch gewußten Krebsdiagnose gelingt es ihr, ihr adaptives Gleichgewicht aufrechtzuerhalten. Dieser Fall mag ein Beispiel dafür sein, wie eine neurotische Persönlichkeit auf eine tatsächliche vitale Gefährdung statt mit Hypochondrie auch mit Verleugnung des vitalen Anliegens antworten kann.

9. Fall. Clemens M. (Kr.Bl. 014507), 61jähr. Maurer, zog sich im Kriege eine Schußverletzung am rechten Unterschenkel zu, auf die er aber psychisch nicht besonders reagierte. Sonst war er stets gesund bis auf einen „kleinen Tripper" in der Jugend, der rasch auskuriert worden sei. Aus langlebiger Familie stammend habe er früher keine Krankheiten gekannt. — 1965 zieht er sich eine Schien- und Wadenbeinfraktur zu. Er bleibt zunächst noch gelassen, als die Fraktur diagnostiziert wurde. Im Krankenhaus liegt er neben einem Mitpatienten, der ebenfalls einen Beinunfall hatte und unablässig klagte, er werde nicht wieder auf die Beine kommen. Tagelang erzählte er auch von seinem Bruder, der an einem Knochenfraß am Becken gestorben sei. Unter seinem Gipsverband verspürt der Pat. nun bald eine wunde Stelle, „als ob dort Salz im Gewebe frißt". Man findet nach Abnehmen des Verbandes tatsächlich eine Druckulceration, ein „eitriges Geschwür". Der Kranke meint vom Arzt gehört zu haben: ein paar Wochen weiter, und es wäre am Knochen gewesen. „Direkt von Knochenfraß hat er nichts gesagt." Er besteht darauf, an dem Tupfer zu riechen, und nimmt einen „richtigen fauligen Eitergeruch" wahr. Der Knochenbruch macht ihm nun keine Sorgen mehr, die Frakturenden „klebten wieder gut zusammen", d. h. er vermag durch probeweises Schlenkern nicht mehr das Crepitieren zu erzeugen, das ihn nach dem Unfall beeindruckt hatte. Nachdem der Gipsverband abgenommen ist beunruhigt ihn die Eiterstelle auch nicht länger. Er hat an dem Eiter gerochen, und damit ist alle Unsicherheit vorbei, da er weiß, woran er ist. Auch ist die Stelle jetzt gut sichtbar und zugänglich und heilt rasch aus. Dagegen verspürt er nun in der Ellbogengegend Schmerzen, Kribbeln und ein hochziehendes Gefühl, als ob die Sehne kürzer werde. Er weiß jetzt auf einmal, daß man in seinem Bemühen um sein Bein aus der Prellung seines Armes, die Schürfwunde und den Bluterguß nicht genügend beachtet hat. Die Ärzte speisen ihn mit der Versicherung ab, es gehe von allein weg. Sein Zimmergenosse sagt dagegen, ein verborgener Knochenfraß könne sich im Körper verbreiten. Mehr und mehr gerät er in Angst. Er fühlt seinen Arm „unter Eiter stehen", der Eiter durchzieht „wie Nixen" seinen ganzen Körper, er glaubt, daß sein Arm abgenommen werden muß und daß er vielleicht sterben muß, und ist völlig entmutigt. — In der Klinik klingt die hypochondrische Verfassung ab, der Kranke wirkt wieder optimistisch und ist frei von seinen Krankheitsbefürchtungen. Er nimmt die Arbeit wieder auf, überzeugt sich in der ersten Zeit aber hin und wieder, wie es um den Arm steht. Wenn er mit dem Ellbogen kräftig auf den Tisch stoße, müsse der Knochen ja „zusammenbrechen", wenn es wirklich ein Knochenfraß gewesen ist. — Der Pat. war schon immer sehr mitfühlend und beeindruckbar, wenn er Krüppel auf der Straße sah. Wenn im Fernsehen etwas Rührendes gebracht wird, „greift es so ans Herz", daß er weinen muß. Er verfügt über eine gewisse primitive Anschaulichkeit und Farbigkeit der Darstellung und weiß seine eigenen Beschwerden plastisch und vom unmittelbaren Sinneseindruck ausgehend zu schildern.

Epikrise: Bei diesem Kranken kam es zu einer neurotischen Unfallreaktion, ohne daß eine neurotisch motivierende Dynamik dazu vorliegt. Das Entscheidende scheint die besondere Ausgangspersönlichkeit des Kranken zu sein: seine starke emotionale Beeindruckbarkeit, vor allem wenn Krankheit oder Verkrüppelung an ihn „herankommen", die primitive Anschaulichkeit seiner Welt- und Leibbezogenheit, die Bedeutung des unmittelbaren Sinneseindruckes für seine Umweltorientierung. Er muß an dem eitrigen Tupfer riechen, und der Geruch sagt ihm: es ist Eiter im Körper. Die Wunde am Bein kümmert ihn freilich nicht mehr, sobald sie offenliegt und überschaubar ist. Auch die Fraktur macht ihm keine Sorgen mehr, denn das Krepitieren ist verschwunden, und er weiß nun, die Knochenenden „kleben" wieder zusammen. Dagegen ängstigt ihn nun desto mehr das Unsichtbare und Verborgene im Körper, der Eiter durchzieht „wie Nixen" auf heimliche Art den Körper, der Arm steht für ihn „unter Eiter". Es scheint aber nicht allein die „primitive" Ansprechbarkeit vom Sinneseindruck her zu sein, welche besonders das Verborgene im Leib als unheimlich hervortreten läßt und den Kranken — unter der zusätzlichen Persuasion des Zimmergenossens — hypochondrisch sensibilisiert. Hinzu kommt, daß er sich zum ersten Mal in der Selbstverständlichkeit und Sicherheit seines Lebensgefühls gestört und irritiert erlebt, daß er sich erstmals mit einer vitalen Bedrohung konfrontiert sieht. Weshalb hat er bei der früheren Schußverletzung und der Gonorrhoe nicht ähnlich reagiert? Man wird nur vermuten können, daß es die vorgeschrittene Altersphase ist, welche — im Kontrast zu der 15 Jahre jüngeren Ehefrau, deren vitalen Anspruch er deutlich sieht — zu einer solchen Erschütterung der vitalen Sicherheit und damit zu einer hypochondrischen Reaktion disponiert.

10. Fall. Adolf H. (Kr.Bl. 015261), 29jähr. Polsterer, empfindet bei leichter Gartenarbeit plötzlich einen kurzen, offenbar orthostatisch bedingten Schwächezustand. Weil er beim Schneuzen der Nase kurz zuvor ein wenig Blut gesehen hat, kommt die Angst auf, es sei im Kopf eine Ader geplatzt. Wegen „verschleppter Grippe" wird er vom Hausarzt ins Krankenhaus überwiesen. Dort erlebt er mehrfach, wie Mitpatienten sterben. Er ist davon sehr mitgenommen und befürchtet, daß er bald ebenfalls mit „dabeiliegt". Er achtet immer wieder auf Blut im Nasensekret, fühlt sich den Puls, inspiziert die Zunge, kontrolliert den Stuhl, betastet die Stirngegend und fühlt mit der Hand am Herzen. Es treten verschiedenste Krankheitsbefürchtungen hinzu: Herzschlag, Hirntumor, Magengeschwür. In der Lebensweise wird er übervorsichtig, er meidet Alkohol, körperliche Anstrengung, Basteln und getraut sich nicht einmal mehr an seine Spielzeug-Eisenbahn, da bei der Anstrengung eine Ader im Kopf platzen könne. Der Geschlechtsverkehr wird rigoros eingeschränkt, das Autofahren eingestellt. Er bemüht innerhalb eines Jahres 20 Ärzte. — Der in der Arbeit und Ordnungsliebe „pinselige" Kranke war früher nie besonders ängstlich mit seiner Gesundheit. Er hatte jedes Jahr eine Grippe, bemühte den Arzt aber nur selten und behalf sich mit Hausmitteln. Verordnete Medikamente nahm er selten ein, und zwar wegen der chemischen Stoffe: „irgendwie kommen sie doch wieder zum Ausbruch." Überhaupt seien ihm Arzneien etwas unheimlich, das Chemische daran bedeute, daß man sich damit auch vergiften könne. Allenfalls nehme er einmal Hustensaft ein, aber nur, wenn er gut schmecke. Schon immer konnte er beim Schlachten nicht zusehen. Auch könne er Krüppel nicht gut sehen, er bekomme dann ein „komisches Gefühl". In der letzten Zeit kommt dann leicht der Gedanke auf, er könne vielleicht auch so eine Verkrüppelung oder Lähmung bekommen. Er sieht auch nicht gern Besuch, der über Krankheiten spricht. „Ich höre das nicht gern. Man bildet sich dann hinterher vielleicht ein, man kriegt einen Tumor. Denn die Krankheit zieht im ganzen Körper herum. Ich hatte in den Schultern auch mal Schmerzen, und dann hatte ich eine Gewichtsabnahme von 30 Pfund." Auch besuche er nur ungern Bekannte im Krankenhaus, „es ist ein Angehen". Er empfinde ein Mitleid, habe aber auch etwas gegen den Krankenhausgeruch, „den habe ich sofort gerochen". — 2 Tage vor seiner Erkrankung war sein Nachbar, mit dem er nicht gut stand, am Magenkrebs gestorben. Er hatte bezüglich dieses Nachbarn schon monatelang so eine Ahnung gehabt, weil dieser keine Nahrung bei sich behielt. Er selbst behalte zwar die Nahrung noch bei sich, zu denken gebe ihm aber, daß er an Gewicht verliere. Für Krankheiten habe er den „6. Sinn", auch könne er es „merken", ob eine Frau schwanger sei, ob sie fremdgehe, ob ein Mann schwul sei. Bei seinem Nachbarn sah er nun auch Parallelen zu seinem Vater, der auch an einem Krebs gestorben war. Nach dem Tode des Nachbarn habe er sich nicht überwinden können, in das Sterbehaus zu gehen, „ich bin da zu feinfühlig". Zu seinem Schrecken sei er dann aber dazu bestimmt worden, beim Begräbnis den Sarg tragen zu helfen. Er hätte sich zwar mit 5,— DM

von dieser Pflicht ablösen können, jedoch überwand er sich. Beim Sargtragen habe ihn das
Grauen vor dem Tode überkommen. Seitdem seien seine Unbefangenheit und Sorglosigkeit
geschwunden. Es sei ständig die Angst da, sterben zu müssen, durch die Beschwerden werde er
immer wieder darauf gestoßen, „daß da etwas sein muß". — Jetzt ist von dem Kranken auch
aus früherer Zeit zu erfahren, daß er hypochondrisch reagierte und sich jährlich die Lunge
röntgen ließ, nachdem ein Kollege an einer Staublunge erkrankt war. Als Kind war er sehr
ängstlich, Auseinandersetzungen ging er stets aus dem Wege. Sein Vater war überaus weich
und gutmütig, er bat, wenn die Söhne einmal bestraft werden mußten, die Mutter um den
Vollzug der Strafe. Die Mutter war, obwohl energischer, ähnlich „feinfühlig" wie der Pat.
und überfürsorglich. Er identifiziert sich in seiner Wesensart mehr mit dem Vater, jedoch habe
er an der Mutter ganz besonders gehangen.

Epikrise: Wir finden bei dem Kranken eine besondere „Feinfühligkeit" angelegt,
die sich von vornherein auf leibliche Bedrohungen konzentriert. Er findet schon immer
das Chemische an Arzneien unheimlich, Krankheit darf an ihn nicht herankommen.
Seine „Ahnungen" bezüglich Krankheiten projiziert er auf andere, so daß er diese
leicht durch Krankheit bedroht sieht. Erst der akute Todesfall eines Nachbarn, vor
allem das augenfällige Tragen des Sarges, überwältigen seine übermäßige Beeindruckbarkeit, so daß jetzt ein geringes Angstsignal, nämlich etwas Blut aus der Nase, aus-
reicht, die bereitliegende hypochondrische Erwartung aktuell werden zu lassen. Die
hypochondrische Reagibilität ist bei diesem Fall aber eine andere als bei dem vorhergehenden. Die auf den Leib bezogene Angstbereitschaft war latent schon lange da,
und zwar auf dem Boden einer neurotischen Verunsicherung, die auch an frühen
Symptombildungen (Angst vor Gewitter, Dunkelheit, Alleinsein und Lehrern, Nägelkauen) erkennbar ist. An seinem übermäßig weichen Vater hat er nie ausreichende
Identifikationsmöglichkeiten gefunden, sich in einer Art von Abwehr aber doch mit
ihm identifiziert und auch dessen passive Rolle in seiner eigenen Ehe verwirklicht. In
seiner „Feinfühligkeit", die sich auch auf Schwangerschaft, Fremdgehen und „Schwul-
sein" bezieht, kann sich eine Abwehr, vielleicht auch eine Wunscherfüllung eigener
geheimer Tendenzen anzeigen. Bei einer Konfrontation mit der bedrohlichen Wirklichkeit, nachdem sich seine „Vorahnungen" am Nachbarn, der ihn an den Vater ge-
mahnt, bestätigt gefunden haben, kommt es zu einer Rückwendung des narzißtischen
Interesses auf den eigenen Leib und zum Erleben des eigenen Bedrohtseins. Eine
eigentliche hypochondrische Sensibilisierung hat durch dieses Schlüsselerlebnis nicht
stattgefunden, das hypochondrische Reaktionsmuster war schon lange latent vorhanden.

11. Fall. Adolf M. (Kr.Bl. 010994), 39jähr. Postobersekretär: Er leide seit Jahren unter
Kreuzschmerzen, die sich nach Auskühlung von unten verstärken, so daß er nur noch auf
einem Kissen sitzen dürfe. Bei der Arbeit verspüre er in den Schultern eine Verkrampfung,
„die Sehnen haben dann nicht die richtige Lage und werden gequetscht". Ihm fehle es an
„Standfestigkeit" auf den Beinen. Er habe im Kreuz einen Nervenpunkt, von wo es zur Blase,
in den Mastdarm und in die Geschlechtsteile ziehe, besonders nach Geschlechtsverkehr. Zugluft
ist „das größte Gift". So kam es zu Rückenschmerzen, als er vor einem Kollegen, der das
Fenster ständig offenhalten wollte, zurückweichen mußte und nun der Zugluft durch den Post-
schalter hindurch ausgesetzt war. Er befürchtete eine Querschnittslähmung, eine MS oder auch
einen Darmkrebs. Er beobachtet fortan ständig seinen Körper, befühlt den Bauch, kontrolliert
den Stuhl auf Blut, meidet kalte Getränke und Kaffee, trägt auch im Sommer lange wollene
Unterhosen und lebt Diät. Trotz seiner Beschwerden und Befürchtungen fühle er sich aber
doch in gewisser Weise ausgeglichen, da er seinen Körper inzwischen genau kenne und wisse,
wie er sich zu verhalten habe. Schwimmen und Tanzen hat er aufgegeben, für ihn gilt nur
noch: „safety first". Er müsse vor allem Auskühlung und Überlastung der Nerven vermeiden.
Kalte Getränke liegen schwer im Magen, er muß dann gleich an Nierenkrankheiten denken. —
Von Kindheit an habe er eine „schwache Konstitution" gehabt. Der halbstündige Schulweg

war zu anstrengend und schwächte ihn. Wegen seiner Anfälligkeit stand er in besonderer Obhut der Mutter, die ihn auch vor dem strengen Vater schützte. Sie umsorgte ihn und wußte über seinen Körper und dessen Belange immer „gut Bescheid". Wegen eines Herzgeräusches wurde er vom Turnen befreit. In der Schule mußte ihn ein älterer Knabe immer zur Toilette begleiten, um rauhbeinige Kinder von ihm fernzuhalten. Sonst sah er sich gezwungen, den Urin solange zurückzuhalten, bis er wieder zu Hause war. Dieses habe seiner Gesundheit zusätzlich geschadet. Als er mit 18 Jahren das Elternhaus erstmals verließ, um zur Post zu gehen, sei ihm zum ersten Male selbst bewußt geworden, daß er nun von sich aus vorsichtig leben und vieles meiden müsse. Trennungsängste hatten schon in der Kindheit bestanden. Seit seiner Jugend hat der Kranke seine hypochondrische Lebensweise geführt und ständig ausgeweitet. Der Tod der Mutter gibt ihm Anlaß zur Heirat. Er habe seine Frau aber vor der Heirat sorgsam auf ihre Fähigkeiten geprüft, ehe er beruhigt in die Ehe gehen konnte. Den ehelichen Verkehr beschränkt er auf 2—3mal im Monat. Er benötigt hinterher immer eine „kleine Kräftigung" und dürfe sich auf keinen Fall auf einen Geschlechtsverkehr morgens vor Dienstantritt einlassen, da er ja dann bereits wieder leisten müsse. Seit seiner Heirat habe er deshalb auch auf kräftigere Kost besonderen Wert gelegt. Mit Getränken müsse er besonders vorsichtig sein, am besten seien körperwarme Milch oder Hagebuttentee, abends auch Pfefferminztee. Gegen Spannung im Rücken nach dem Geschlechtsverkehr habe er versucht mit Infrarotbestrahlung weiterzukommen. Das sei ihm aber nicht bekommen, so trage er heute nur ein Katzenfell im Rücken und darüber eine bis über die Nieren hochreichende Kamelhaarunterhose. Der penible und zu Vergewisserungen neigende Kranke hatte schon immer Schwierigkeiten sich durchzusetzen und hat die Angst vor dem Vater auf einen im Hause lebenden Onkel übertragen. So wartet er auch einen günstigen Tag ab, um ohne Vorwissen des Onkels die Reise nach Göttingen antreten zu können. Den Vorwurf seiner Ehefrau, weshalb er als kranker Mann sie geheiratet habe, nehme er ihr nicht übel; sie sei ja doch 8 Jahre jünger und habe noch nicht die Lebenserfahrung, um seinen Zustand richtig erkennen zu können. In den letzten Jahren sei es zu weiteren Rückschlägen in seiner Gesundheit gekommen. Da er nun auch im Kiefer die Auswirkung der Zugluft verspürte, ließ er sich von seiner Zahnärztin alle oberen Zähne ziehen. Auch reiche jetzt ein Spreizen der Beine bei seiner Gymnastik, daß er sich Nierenbeschwerden zuziehe.

Epikrise: Der zwangsstrukturierte und in verschiedenen Antriebsbereichen deutlich gehemmte Patient zeigt eine seit der Kindheit durchlaufende Kontinuität seiner hypochondrisch-timiden Einstellung. Die Verhätschelung und Schonung durch die Mutter ersetzte er durch hypochondrische Eigenaktivität, als er sich erstmals vom Elternhaus trennen mußte. Sein Interesse war schon frühzeitig durch die übermäßige mütterliche Pflege, durch Befreiung vom Turnunterricht und auch iatrogen auf den Leib gelenkt; so wurde der Leib für ihn desto leichter zum Ort starker libidinöser Besetzung, als er infolge seiner Gehemmtheiten kaum Ausgreifmöglichkeiten für sich im Leben sah und sich vor jeder Auseinandersetzung zurückzog. Die starke ödipale Bindung an die Mutter sah er durch den Vater bedroht, damit wurden Triebregungen für ihn zu einer gesundheitlich umgedeuteten Gefahrenquelle. Nicht nur sexuelle Betätigung, sogar schon ein Spreizen der Beine führt zur vitalen Schädigung. In der Ehefrau sucht er einen Ersatz für die pflegende Mutter; da sie aber Partnerschaft von ihm erwartet, fühlt er sich vernachlässigt und gleitet in weitere hypochondrische Regression ab. Er läßt sich alle oberen Zähne ziehen und stellt damit faktisch den Zustand der oralen Hilflosigkeit und Hilfsbedürftigkeit des Kleinstkindes her. Inzwischen hat er sich in seine hypochondrische Welt ganz eingeschlossen, sein Leben wird nur noch von der thematischen Relevanz des Leibes als des gefährdeten Selbst bestimmt. Die ängstliche Leibbezogenheit und Risikovermeidung sind für ihn so wesentliche Anliegen geworden, daß selbst die Verachtung der Ehefrau ihn nicht eigentlich mehr trifft. — Bei diesem Fall könnte zunächst an die Möglichkeit einer sehr weitgehenden Tradierung des hypochondrischen Verhaltensmusters innerhalb der Familie gedacht werden. Dem

Kranken wird durch Jahre hindurch ein hypochondrisches Regime durch die Mutter
auferlegt, später erscheint diese hypochondrische „Norm" internalisiert, das heißt, er
hat sie zu seiner eigenen Sache gemacht und damit die Hypochondrie wirklich übernommen. Dennoch scheint das frühzeitige „Erlernen" der Hypochondrie nicht nur in
solcher mehr passiven Weise vonstatten gegangen zu sein, es liegt in dem neurotischen
Bedürfnis des Kranken tiefer begründet. In der Übernahme der mütterlichen Hypochondrie liegt eine Identifikation mit der Mutter, mit der er seine ödipalen Regungen
rechtfertigen und zugleich kontrollieren konnte, zumal ihm seine Praktiken immer als
ein sachliches Erfordernis seitens des gefährdeten Leibes erscheinen. Das Angebot des
mütterlichen Pflegeverhaltens traf also gezielt auf die ödipale Situation des Kranken
und ist nicht unabhängig davon zu sehen. Charakteristisch für diese Entwicklung ist
auch, daß die Trennung von der Mutter für ihn einen Einschnitt bedeutete. Jetzt wird
er zum aktiven Hypochonder und beginnt, mit seinem Leib „Mutter und Kind"
(A. FREUD) zu spielen. Der mehr äußerliche Einfluß des mütterlichen hypochondrischen
Verhaltens ist also im Sinne einer Sensibilisierung zur Hypochondrie zu verstehen, er
geht aber auch nicht darüber hinaus, da die entscheidenden Determinanten der hypochondrischen Entwicklung im neurotischen Triebkonflikt liegen.

12. Fall. Gerhard K. (Kr.Bl. 013082), 46jähr. kaufmännischer Abteilungsleiter, kommt mit
der wahnähnlichen Überzeugung, an einer bisher nicht erkannten Lues zu leiden. Er hat an
zahlreiche in- und ausländische Kliniken unter „streng vertraulich" verzweifelte Briefe ge-
schrieben und um Hilfe gefleht: „Sie waren vorsichtig genug, mir nicht wunschgemäß zu bestätigen, daß keine Erkrankung vorliege, sondern lediglich, daß alle Reaktionen negativ verlaufen seien, was ich Ihnen auch glaube. Sie stellten mir anheim, bei anderen Instituten weitere
Blutproben untersuchen zu lassen, was ich auch getan habe. Mittlerweile habe ich schon eine
ganz stattliche Sammlung völlig wertloser Untersuchungsergebnisse beisammen, da – wie ich
mich inzwischen an Hand der Fachliteratur überzeugen konnte – unsere Wissenschaft noch
so unterentwickelt ist, die Krankheit nicht in allen Fällen im Blute nachweisen zu können.
Unter diesen Umständen kann ich natürlich auch Herrn Dr. K. nicht böse sein, daß er vor
Jahresfrist gestattete, daß ich das Leben eines jungen, blühenden Menschen an mein nunmehr
verpfuschtes Leben band (er hat mir ausdrücklich seine Unbedenklichkeit versichert!). Durch
einen seit 15 Jahren schleichenden Mittelohrprozeß ist nun meine Vermutung zu schrecklicher
Gewißheit geworden: ich bin wohl einer der ganz seltenen Fälle, die auf keine der bislang
bekannten Reaktionen ansprechen. Ein Nervenarzt nannte mich ‚Hypochonder', ein Ohren-
arzt bezeichnete meine Krankheit als ‚unheilbar', ein anderer als ‚schleichend' und datierte den
Ursprung auf mein 5. Lebensjahr zurück. Dabei hat er sich nur um ein paar Jahre verschätzt,
denn ich fürchte, im 10. bis 12. Lebensjahr — ohne Verkehr! — infiziert worden zu sein." Er
könne es sich an den Knöpfen abzählen, „wann ich mir zweckmäßigerweise eine Kugel durch
den Kopf jage, um nicht eines Tages die Irrenanstalten bevölkern zu helfen. Bevor ich das
tue, möchte ich Sie bitten, anflehen, zu schreiben, ob Ihrer Meinung nach noch etwas zu retten
ist." — Bei dem Kranken liegt eine tiefgehende vital-depressive Verstimmung vor, die sich in
tieftrauriger, gequälter Verstimmung, Verlust des vitalen Schwunges, starker innerer Unruhe,
Selbstvorwürfen und Schlafstörungen äußert. Die depressive Phase klingt unter der Therapie
vollkommen ab, es persistiert jedoch seine hypochondrische Krankheitsbefürchtung. Bei einer
Nachuntersuchung nach 2 Jahren findet sich die frühere wahnähnliche Luesbefürchtung zu
einem hypochondrischen Wahn ausgebaut, der aus vielfältigen Beobachtungen am eigenen
Körper, aus Geschehnissen der Lebensgeschichte und aus zufälligen Äußerungen der Ärzte, die
entsprechend umgedeutet werden, immer neue Nahrung und Bestätigung zieht. Eine Ver-
dickung an der Nase deutet jetzt auf luische Veränderungen des Gesichtsskeletes hin, eine
leichte Psoriasis auf luische Efflorescenzen, ein Schmelzdefekt an einem Zahn auf Hutchington-
Zähne. Ein Arzt habe sogar „zugegeben", die Nase sehe ja „nicht schön aus". Der Kranke
verweist auf Leute des öffentlichen Lebens, die an einer „Infektion" verstorben seien und wo
man gewiß eine Lues zu verschleiern versuche. Bei Wieland Wagner sei von „Blutkrankheit"
die Rede gewesen, das besage genug. Welch sträfliche Verharmlosung seitens der Gesellschaft

sei es auch, in den Tropen von Frambösie zu sprechen, wo es doch eine Lues sei. — K. hat vorher schon 2 Depressionen gehabt, deren erste mit Luesbefürchtungen, die zweite mit Tumorängsten einherging. Zwischen diesen beiden Depressionen kam die Luesbefürchtung mehrmals flüchtig auf, und zwar in bestimmten Schlüsselsituationen, zum Beispiel beim Bestellen des Aufgebots für seine Heirat. — In seiner Persönlichkeit ist der Kranke anankastisch-penibel, in Gewissensentscheidungen skrupelhaft. Es sind deutliche Triebambivalenzen erkennbar. Er war bei Frauen stets kontaktgehemmt, deutet seine eheliche Triebgehemmtheit aber in den Selbstvorwurf um, ein unschuldiges Mädchen an das Leben eines Syphilitikers gebunden zu haben. Er hatte einen strengen, pedantischen Vater, alles Sexuelle war zu Hause streng tabuiert. In die Frühpubertät fällt ein Ereignis, das der Patient als Quelle der vermeintlichen Infektion herausstellt: Ein Dienstmädchen greift ihm durch die Hose an sein Geschlechtsteil, hier meint er, sich — ohne sein Zutun — die Lues zugezogen zu haben.

Epikrise: Der Kranke macht mehrere endogene depressive Phasen durch, die jedesmal mit Krankheitsbefürchtungen verbunden sind. Besonders tritt eine Luesbefürchtung hervor, die aber nicht nur an die depressiven Verstimmungen geknüpft erscheint, sondern in Schlüsselsituationen wie bei der Eheschließung flüchtig belebt wird und schließlich nach der 3. depressiven Phase nicht mehr schwindet, sondern in eine schwere hypochondrische Entwicklung mit Krankheitswahn einmündet. Es handelt sich hier offenbar um eine Charakterenthüllung (MAYER-GROSS) durch die Depression, wobei das Hypochondrische und der spezifische hypochondrische Inhalt der venerischen Infektion sich aus der schon immer neurotischen Persönlichkeit des Kranken erklären. Es bestehen starke Triebambivalenzen, so daß dasjenige Ereignis, das zum ersten Mal seine Triebansprüche anregte und zum Übertreten des Verbotenen führte, nämlich die sexuelle Spielerei des Dienstmädchens, ein lebenlanges Strafbedürfnis zur Folge hatte, das sich in dem Lueswahn manifestiert. Beachtlich erscheint die Konsequenz, mit der hier eine solche „Charakterenthüllung" durch die Depression an die frühneurotische Lebensgeschichte anknüpft. Es hätte ebenso gut denkbar sein können, daß es erst nach der späten, bezüglich der neurotischen Problematik des Kranken einschneidenden Heirat zu der hypochondrischen Entwicklung gekommen wäre. Es fragt sich angesichts dieses Falles, wo die Sinnkontinuität zwischen Depression und Hypochondrie liegen kann, um letztere so entschieden determinieren zu können. Von einem bloß sensibilisierenden Einfluß der Depression kann kaum mehr gesprochen werden. Der tiefgreifende Verlust an Objektbeziehungen in der vitalen Verstimmung läßt Objektlibido zu Leiblibido werden (FENICHEL) und wirft den Kranken auf den hypochondrisch überwertig gewordenen Leib zurück. Gleichzeitig erscheint die Hypochondrie — namentlich in ihrer Thematik und in der Weise ihrer späteren Verselbständigung — von den neurotischen Konflikten her wesentlich mitbestimmt.

3. Diskussion

Hypochondrisch sensibilisierende Randbedingungen sind anscheinend selten allein imstande, eine hypochondrische Entwicklung hervorzubringen — abgesehen von flüchtigen hypochondrischen Reaktionen, die beinahe jeder einmal erleben kann. In den meisten Fällen hypochondrischer Entwicklungen ist eine Neurotisierung bereits vorher eingetreten und auch dann, wenn noch keine neurotische Symptombildung erfolgte, aus der Vorgeschichte abzulesen. Diejenigen Momente, die dann zur hypochondrischen Sensibilisierung führen, wie eigene Krankheit oder das Miterleben einer fremden Erkrankung, treffen also bereits auf Voraussetzungen zur Hypochondrie, um diese dann in Gang zu setzen. Eher sieht man Fälle, wo die plötzliche Konfrontation mit Tod oder Erkrankung einer oft nahestehenden Person zu einer angstneurotischen Antwort

und etwa zu einer Herzphobie führt. Ein solches Ereignis muß jedoch wirklich un-
erwartet eintreten, nur dann kommt es zur Phobie, wenn die plötzlich überstarke
Realangst von den psychischen Schutzvorgängen nicht mehr ausreichend abgefangen
werden kann. Etwas psychodynamisch anderes ist es dagegen, wenn der Tod einer
nahen Beziehungsperson auf Schuldgefühle trifft, weil ihr Tod vorher insgeheim gewünscht oder doch erwartet wurde (vgl. Fall 1). Sekundär kann eine angstneurotische
Phobie, zum Beispiel eine Herzphobie, freilich in eine hypochondrische Entwicklung
einmünden. Weshalb im Einzelfall überhaupt eine hypochondrische Entwicklung einsetzt und es nicht bei den gewöhnlichen neurotischen Symptombildungen bleibt, ist in
solchen Fällen schwerer zu beantworten als bei anderen, wo hypochondrische Verhaltensmuster bereits in der Jugend vom Elternhaus übernommen wurden. Eine Ausnahme stellt es offenbar dar, daß ein gewisser primitiver und an den unmittelbaren
Sinneseindruck gebundener Weltbezug auch mit einem besonderen Spürsinn für das
Physiognomische in einer Krankheitssituation verbunden ist und sich daraus eine
Hypochondrie entwickelt (vgl. Fall 9). Zwar wird oft das Nichtsichtbare einer Krankheit, das Verborgene eines „innerlichen" Leidens, das Archaisch-Irrationale im Be-
fallensein von Plagen als unheimlich und zugleich gefährlich und bedrohend erlebt,
ohne daß jedoch eine Hypochondrie daraus entstehen muß. Ähnlich ist es mit psychisch
fixierten Beschwerden nach der Lumbalpunktion, an die sich ebenfalls selten eine aus-
gesprochene hypochondrische Entwicklung anschließt. Auch hier wird das Eindringen
in den Körper von hinten als unheimlich empfunden, der Eingriff gewinnt die Physio-
gnomie einer Schwächung der vis a tergo, wobei der Bedeutungsinhalt des Rückenmarks als Lebensmark für den Kranken konkrete Gestalt annimmt. — Ein weitere
Möglichkeit der hypochondrischen Sensibilisierung kann nicht unerwähnt bleiben, und
zwar die hypochondrische „Charakterenthüllung" im Sinne von MAYER-GROSS durch
die endogene Depression. In einer Depression kann es erstmals zu anankastischen,
Entfremdungs-, aber auch hypochondrischen Erscheinungen kommen, die nach Abklingen der Krankheitsphase lange überdauern können und manchmal beibehalten
werden. Das Beispiel unseres Falles 12 läßt die darin liegende Dynamik erkennen. In
jeder depressiven Phase des Kranken kommt es zur Belebung hypochondrischer Befürchtungen, die dritte Depression schließlich macht die hypochondrische Luesbefürchtung zum überdauernden und stetig weiter ausgebauten Krankheitswahn; das hypochondrische Thema der venerischen Infektion läßt sich dagegen aus der innerseelischen
Entwicklung des Kranken ableiten, die neurotischen Voraussetzungen der Hypochondrie haben schon vor Ausbruch der Depression bestanden, diese „enthüllt" nur die
Hypochondrie. Das Erleben des Nicht-leisten-Könnens und Nicht-vollbringen-Könnens
in der depressiven Vitalstörung, das Abgeschnittensein von den persönlichen Verwirk-
lichungsmöglichkeiten und die Einengung des Realitätskontaktes in der Depression,
auf die KRANZ [63] aufmerksam gemacht hat, bahnen den Rückzug von der Welt,
und das leibliche Nicht-Können und Versagen in der Depression mag zusätzlich für
eine Hypochondrie sensibilisieren. Das eigentlich hypochondrische Thema des depressiven Rückzuges wird aber offenbar von der neurotischen Vorgeschichte und der präpsychotischen Persönlichkeit vorgezeichnet [28]. Bei Hypochondrien, welche mit einer
endogenen Depression kommen und gehen, ist aber auch zu erwägen, wieweit die
depressive Einengung und die Egozentrizität, die in der narzißtischen Identifikation
des Depressiven mit dem verlorenen Objekt liegt, von sich aus die hypochondrische
Sorge um den Leib hervorrufen können.

D. Experimentell-psychopathologische Untersuchungen zur Hypochondrie

I. Auswahl der Untersuchungsgruppen. Allgemeine Erhebungen

Unsere experimentellen Untersuchungen basieren im wesentlichen auf einer Untersuchungsgruppe von neurotischen Hypochondern, welche nach klinischen Auswahlkriterien zusammengestellt wurde, und einer Kontrollgruppe von Nichthypochondern. Bei den Hypochondern handelt es sich um eine Extremgruppe bezüglich der klinischen Eigenschaft „hypochondrisch", die Nichthypochonder wurden vor allem unter dem Gesichtspunkt ausgewählt, daß sie keine klinisch bedeutsamen hypochondrischen Züge zeigen sollten. Mit der Gegenüberstellung dieser beiden Untersuchungsgruppen, die im übrigen eine möglichst weitgehende Vergleichbarkeit besitzen sollten, haben wir die Möglichkeit, das Hypochondrische durch geeignete Verfahren operational zu fassen und zwischen beiden Gruppen somit operational differenzieren zu können. Vor allem bietet sich damit die Möglichkeit, bestimmte Hypothesen, die sich auf die Unterschiede beider Gruppen beziehen, aufstellen und prüfen zu können.

Die *Gruppe der Hypochonder* ($N = 34$) wurde nach folgenden Gesichtspunkten ausgewählt:

1. hypochondrische Selbstbeobachtung mit ständiger oder doch häufiger Beachtung kleiner Körperhinweise, die nach ihrer gesundheitlichen Relevanz bewertet werden;

2. hypochondrische Ängste und Sorgen, die sich in unbegründeten Krankheitsbefürchtungen niederschlagen können;

3. hypochondrische Lebensweise mit Vermeidung von Schädlichkeiten und hypochondrischen Praktiken als Ausdruck der spezifischen Risikovermeidung.

Bei der Auswahl der Gruppe wurde besonderer Wert auf eine schwere Ausprägung der Hypochondrie gelegt (die oben im einzelnen besprochenen Krankheitsfälle mögen dafür Beispiel sein). So findet sich bei den meisten Krankheitsfällen auch ein Rückzug von normaler Lebensaktivität, ohne daß wir dieses jedoch als zusätzliches Auswahlkriterium werteten. Vereinzelt sind dagegen Fälle, wo die hypochondrische Risikovermeidung in der Lebensweise nicht sehr ausgeprägt ist, weil eine isolierte Krankheitsüberzeugung (wie die Luesbefürchtung bei Fall 12) im Zentrum des hypochondrischen Erlebens steht, welche zwar die Beobachtung des Körpers ständig fordert und unterhält, aber keine besonderen hypochondrischen Vermeidungen mehr notwendig macht. An die Stelle der hypochondrischen Praktiken im Tagesablauf tritt hier jedoch das ständige Bedrängen der Ärzte auf diagnostische Verifizierung des vermeintlichen Leidens und seine spezifische Behandlung. Einige der Hypochonder entwickeln auch nur wenige eigene Praktiken, sondern beschränken sich in ihrer timiden Einengung auf das pedantische Absolvieren ärztlich empfohlener Maßnahmen, oder sie bringen Ärzte dazu, unnötige Eingriffe vorzunehmen. Diese Verhaltensweisen haben wir im weiteren Sinne mit zu der hypochondrischen Risikoeinstellung gerechnet und als Aus-

wahlkriterium gewertet. Ausgeschlossen von der Untersuchung wurden alle Hypochondrien im Zusammenhang mit endogenen Psychosen oder hirnorganischen Zu-
ständen, aber auch alle flüchtigen hypochondrischen Erlebnisreaktionen, die nicht in
eine hypochondrische Dauerverfassung oder eine hypochondrische Entwicklung ein-
gemündet sind. Dagegen finden sich in unserer Gruppe einige Hypochonder, deren
Hypochondrie vermutlich durch eine endogene Depression ausgelöst wurde, die aber
nach Abklingen der Depression über mindestens 1 Jahr als eindeutig neurotisch zu
verstehende Hypochondrie überdauert hat. Es handelt sich dabei also nicht um hypochondrische Depressionen, deren Hypochondrie mit der depressiven Verstimmung kam
und ging. Ferner wurden in die Untersuchungsgruppe keine Hypochonder mit Minder-
begabung oder Anzeichen eines hirnorganischen Abbaues aufgenommen.

Die Frage der Auswahlkriterien für die Untersuchungsgruppe lenkt den Blick auf
die schwierige Problematik, die der Diagnostik psychischer Abweichungen durch die
oft nur geringe Beobachter-Übereinstimmung anhaftet. ZUBIN [115] hat 1967 darüber
zusammenfassend berichtet. Die diagnostische Übereinstimmung verschiedener Beurteiler ist nach verschiedenen Autoren so gering und für die verschiedenen nosologischen Gruppen so schwankend, daß die diagnostische Reliabilität zunächst nicht
sehr ermutigend ist. So bewegt sich nach KREITMANN (zit. [101]) die Kriterium-Über-
einstimmung zwischen 18% bei reaktiven Depressionen bzw. 27% bei Angstneurosen
und 78% bei Alterspsychosen (wo aber das Alter als solches schon ein „hartes" Be-
urteilungskriterium ist). Wesentlich besser stimmen Beurteiler offenbar dort überein,
wo es nicht um nosologische Einordnung geht, sondern um die Einstufung in all-
gemeinere Kategorien wie „hirnorganisch" oder „charakterologisch gestört". Bei der
Auswahl unserer Hypochonder haben wir als alleinige positive Kriterien ausgeprägte
hypochondrische Verhaltensweisen, wie wir sie nannten, genommen und nur solche
Fälle in die Untersuchungsgruppe aufgenommen, wo die Hypochondrie Verhalten und
Erleben des Kranken ganz zentral bestimmt. Sonstige neurotische und charakero-
logische Entwicklungen, wo sich nur eine akzessorische hypochondrische Symptomatik
findet, wurden ausgeschlossen. Zur möglichst sicheren Abgrenzung der Untersuchungsgruppe wählten wir nur solche Kranke aus, die bereits früher wegen ihrer Hypochondrie Patienten der Klinik waren und bei denen sich die Hypochondrie bei einer
Nachexploration voll bestätigte, oder aber Kranke, die als nichtpsychotische und
nichthirnorganische Hypochonder von neuropsychiatrischen Fachkollegen überwiesen
wurden und wo sich die Auswahlkriterien bestätigen ließen. Hierbei wurden alle
Kranken ausgeschlossen, wo keine diagnostische Übereinstimmung mit dem Vorunter-
sucher bestand; dieses waren meist Fälle von Konversionssyndromen, wo das Vor-
zeigen und Herausstellen von Körpersymptomen und der mitleidheischende Appell
zunächst den Eindruck des Hypochondrischen erweckt hatten. — Das Geschlechtsver-
hältnis der Patienten (vgl. Abb. 4) beruht auf zufälliger Auslese. Allerdings haben wir
den Eindruck, daß Männer bevorzugt zu neurotisch-hypochondrischen Entwicklungen
neigen; ähnliches ist auch aus dem Material von LADEE [64] ersichtlich, wenn man hier
nur die Gruppe der neurotischen und Entwicklungshypochondrien betrachtet.

Die *Kontrollgruppe* der Nicht-Hypochonder (N=34) besteht aus freiwilligen
Versuchspersonen, die weder als Patienten noch als Angehörige von Patienten jemals
etwas mit der Klinik zu tun gehabt haben. Sie rekrutiert sich aus Soldaten, Angehöri-
gen einer Industriefirma, welche größtenteils eine Entschädigung erhielten, und Versuchspersonen, die persönlich vermittelt wurden. Um eine möglichst gute Vergleich-

barkeit beider Untersuchungsgruppen zu erreichen, wurde auf Übereinstimmung der Alters- und der Geschlechtsverteilung und auf eine leidliche Ausgeglichenheit der sozialen Schichtung geachtet. Die Alters- und Geschlechtsverteilung der Gruppen ist aus Abb. 4 ersichtlich. Das Durchschnittsalter beträgt für die Hypochondriegruppe $M_{Hyp} = 39,7$, für die Kontrollgruppe $M_{Kontr} = 37,1$ Jahre. Die soziale Schicht wurde nach MOORE und KLEINING bestimmt. Die Durchschnittswerte für beide Gruppen sind $M_{Hyp} = 4,8$ bzw. $M_{Kontr} = 4,6$. Bei der Auswahl der Kontrollgruppe wurden hypochondrische Persönlichkeiten, soweit diese durch gezielte Exploration erkennbar waren, ausgeschlossen. Dabei mußten bis zu 20% freiwilliger Versuchspersonen ausgeschlossen werden, weil sie durch gesundheitliche Ideologien und Praktiken auffällig waren. Dagegen wurden Neurotiker und Fälle mit psychosomatischen Beschwerden nicht grundsätzlich ausgeschlossen, sofern sie keine hypochondrischen (oder krankheitsphobischen) Symptome hatten.

Altersklasse	männl.	weibl.
19—30 J.	9	2
31—40 J.	6	—
41—50 J.	8	3
51—60 J.	3	2
61—65 J.	—	1
	26	8 $N=34$

Abb. 4. Alters- und Geschlechtsverteilung der Hypochondrie- und der Kontrollgruppe

An der Gruppe der Hypochonder stellten wir einige allgemeine Erhebungen an. Bemerkenswert ist zunächst, daß sich bei manchen Fällen die *Krankheitsdauer* schwer feststellen ließ; vor allem bei langjährigen Hypochondrien ist die hypochondrische Symptomatik von der vorauslaufenden neurotischen bzw. psychosomatischen Vorgeschichte manchmal nur schwer abzuheben. Andere Kranke hingegen wußten genau anzugeben, von welchem Zeitpunkt an die Gesundheit ihnen Angst und Sorge bereitet und sie zu einer Umstellung der Lebensführung veranlaßt hat. Die Krankheitsdauer bewegt sich zwischen 1 Jahr und mehr als 30 Jahren. Sie variiert nicht mit dem Lebensalter, da das Erkrankungsalter sehr verschieden liegt. Lediglich die drei ältesten Hypochonder wiesen auch eine lange Krankheitsdauer (zwischen 10 und 33 Jahren) auf. Andererseits finden sich bei den anderen Altersstufen Extremfälle: so ein 39jähriger Kranke mit 21jähriger, ein 49jähriger mit erst 2jähriger Krankheitsdauer. Die Verteilung des Erkrankungsalters ist aus Abb. 5 zu ersehen. Es handelt sich dabei um das Mindestalter, auf das der Erkrankungsbeginn anamnestisch ausreichend sicher zu-

mutmaßliches Erkrankungsalter	Fälle
16—20 J.	4
21—30 J.	12
31—40 J.	9
41—50 J.	9
51—55 J.	1
	$N=34$

Abb. 5. Erkrankungsalter der Hypochonder

rückzuverfolgen ist. Aus dieser Aufstellung ist eine auffallende Diskrepanz zu den von LADEE [64] mitgeteilten Zahlen zu ersehen, der einen Erkrankungsgipfel in der Altersklasse 50—55 Jahre fand, relativ wenige Ersterkrankungen dagegen in der Altersklasse 40—45 Jahre. Bei seinem — wesentlich umfangreicheren — Material hat es sich freilich um ein anders strukturiertes gehandelt, da er alle hypochondrischen Syndrome unabhängig von ihrer nosologischen Zugehörigkeit erfaßte. So bringt er selbst auch den von ihm beobachteten späten Erkrankungsgipfel mit Involutionspsychosen in Verbindung. Ein zweiter Gipfel des Ersterkrankungsalters in seinem Material, nämlich in der Adoleszenz, findet sich in unserer Gruppe dagegen bestätigt; dies wird jedoch erst deutlich, wenn wir eine Altersklasse von 16—25 Jahre abgrenzen: in diesen Bereich fallen 11 unserer 34 Kranken. Hypochondrien, die sich unmittelbar aus einer Reifungskrise heraus entwickelt haben oder eine im Rahmen von Reifungsschwierigkeiten auftretende Hypochondrie nur fortsetzen, finden sich in unserer Gruppe nicht; die jungen Ersterkrankungsfälle hatten bereits eine neurotische Kindheit, ohne daß altersphasenspezifische Zuspitzungen in der Adoleszenz besonders hervorgetreten wären. Andererseits wird man vermuten können, daß die Adoleszenz an sich mit ihrer vermehrten reflexiven Zuwendung zum leiblichen Bereich leicht zu einer Hypochondrie disponiert.

Primäre *Charakterstrukturen* verteilen sich bei unseren Krankheitsfällen wie folgt: 20 Kranke sind deutlich, weitere 4 leicht anankastisch strukturiert. 9 Hypochonder zeigen eine eher depressiv-pessimistische Struktur, weitere 4 bezeichneten sich selbst als leicht zu entmutigen. Larvierte depressive Strukturen finden sich bei den Hypochondern vielleicht noch häufiger, ohne daß sie selbst dieses wahrhaben wollen. Bezeichnend war die Äußerung eines hypochondrisch sehr verängstigten Patienten: Er sei Optimist, „denn ich lebe sehr gern". Angstneurotisch-phobische Züge fanden sich nur in 3 Fällen.

Kurz seien auch die in den Beschwerdeangaben *prävalierenden Körperbereiche* und die von den Kranken *befürchteten Krankheiten* in ihrer Häufigkeitsverteilung genannt:

Betroffene Körperbereiche:

Kopf	19mal
Herz	18mal
Bauch	16mal
Rücken	15mal
Extremitäten	8mal
Thorax	1mal
Schilddrüse	1mal
Gesamtleib	4mal

Fast alle Hypochonder gaben auch ihr Gesamtbefinden als reduziert an:

Befürchtete Krankheiten:

Geschwulstleiden (Krebs, Hirntumor)	20mal
Herzleiden	16mal
Nervenleiden (zentral oder peripher)	13mal
„Abnutzung" (durch Überarbeitung)	7mal
Schlaganfall	4mal
Eiterherde	3mal
Schaden durch ärztlichen Eingriff	2mal

Je einmal wurden folgende weitere Krankheiten genannt: Magengeschwür, Staublunge, Asthma, Onanie-Schaden, Lues, Bluthochdruck, „Irrewerden". 7 Hypochonder waren auf nur eine Krankheit festgelegt, die übrigen 27 Kranke auf wechselnde Leiden oder mehrere gleichzeitig. Die Krankheitsbezeichnungen wurden häufig relativ vage gebracht, wiewohl die Krankheitsbefürchtung deutlich ist. Die Seitigkeit der Beschwerden gaben die Kranken so an: links 14mal (oft mit der Begründung, es sei die Herzseite), rechts 9mal (manchmal mit dem Hinweis, daß man Rechtshänder sei und sich also rechts überlastet habe), seitengleich 7mal, „in der Mitte" 2mal.

Bemerkenswert ist, daß 25 Hypochonder über innere Unruhe und 18 über Schlafstörungen klagten. Es muß aber fraglich erscheinen, ob es sich um ein wirkliches Schlafdefizit handelt. Man wird eher vermuten können, daß Hypochonder kurze (physiologische) Aufwachphasen stärker beachten und daß diese ihnen in ihrer ungünstigen Bewertung als Schlafstörung imponieren.

II. Operationale Definition der Risikobereitschaft

1. Problemstellung

In unseren phänomenologischen und klinischen Untersuchungen war uns als ein wesentlicher Zug der Hypochondrie immer wieder die eingeschränkte Risikobereitschaft des Kranken begegnet. Es erscheint deshalb sinnvoll, zu versuchen, dieses Konstruktum „Risikobereitschaft" auch objektiv messend zu bestimmen und experimentelle Voraussetzungen zu schaffen, welche die hypochondrische Risikoneigung operational definieren. Hier bietet sich die Möglichkeit eines Fragebogentests an, da damit sowohl zuverlässige als auch valide, das heißt aussagespezifische Ergebnisse erzielt werden können. Während die Reliabilität eines Fragebogentests relativ leicht verbessert werden kann, ergeben sich auf dem Gebiet der Validierung eher Schwierigkeiten. Bei der Neukonstruktion eines solchen Tests wird man die einzelnen Testelemente nach der besonderen Zielsetzung des Tests wählen. Will man also hypochondrische Verhaltenstendenzen messen, so wird man solche Fragen als Testitems zusammenstellen, welche einen Zusammenhang mit der zu messenden Eigenschaft nach klinischer Plausibilität zu haben scheinen. Die Gültigkeit eines derart zusammengestellten Fragebogentests wird man dann am leichtesten bestimmen können, wenn man ihn mit bereits bekannten Testverfahren, die die gleiche Eigenschaft messen, korreliert. Gibt es solche Validierungsmöglichkeit nicht, ist man zunächst auf eine rein klinische Validierung angewiesen. Man wird also von einer klinischen Schätzung des zu messenden Kriteriums ausgehen und dann den Zusammenhang mit dem Testergebnis bestimmen können. Auf der anderen Seite wird eine Variable wie „Risikobereitschaft" durch ein Testverfahren, bei dem die Voraussetzungen der Zuverlässigkeit und Homogenität erfüllt sind, überhaupt erst operational festgelegt und bestimmt. Das bedeutet, daß erst durch das Meßverfahren selbst die zu messende Größe genauer festgelegt und jederzeit wiederholbar identifiziert wird.

Zur Differenzierung unserer beiden Untersuchungsgruppen griffen wir zunächst auf die Hypochondrie-Skala des Minnesota Multiphasic Personality Inventory (MMPI [44]) zurück. Schon bei den ersten Voruntersuchungen fiel auf, daß dieser Fragebogentest sich offenbar nur auf einen bestimmten Aspekt hypochondrischen Verhaltens bezieht, und zwar auf die Anhäufung hypochondrisch bewerteter Körperbeschwerden und Krankheitszeichen. Damit würde bereits ein wesentlicher Faktor der Hypochondrie erfaßt, und diese Skala würde mit der Bestimmung einer vermehrten Körperbeobachtung und einer gesteigerten Verarbeitung von Informationen aus dem leiblichen Bereich erwartungsgemäß die Hypochondrie-Gruppe von der Kontroll-gruppe ausreichend sicher trennen und differenzieren können. Auch wird zu vermuten sein, daß diese Skala mit der Anzahl vorgebrachter Körperbeschwerden gut korreliert. Schließlich geht unsere Erwartung dahin, daß die Scores dieser Skala bei der Unter-suchungsgruppe der Hypochonder einen positiven Alterstrend aufweisen; denn man wird davon ausgehen können, daß es bei einer hypochondrischen Entwicklung im Laufe der Jahre zu einer Anreicherung hypochondrischer Körpererfahrungen und zu einem jederzeit möglichen Rückgriff auf den gesamten Erfahrungszusammenhang der bereits erlebten leiblichen Mißhelligkeiten kommt. Andererseits erscheint die Risiko-einengung des Hypochonders durch diese Skala nicht ausreichend erfaßt zu werden. Wir haben deshalb einen eigenen Fragebogentest entworfen, der sich im wesentlichen auf die Risikobereitschaft im gesundheitlichen Lebensbereich bezieht. Obwohl dieser *Risiko-Fragebogen* zunächst eine Rohfassung darstellt, dessen Items auf Grund klini-scher Beobachtung zusammengestellt wurden, scheint seine Verwendung zur Differen-zierung unserer Untersuchungsgruppen doch dadurch gerechtfertigt, daß er bereits in dieser Fassung eine hohe Reliabilität aufweist (siehe unten) und damit eine Grund-voraussetzung für einen Test erfüllt. Wir erwarten von der Risiko-Skala gleichfalls eine ausreichend scharfe Trennung beider Untersuchungsgruppen. Eine entscheidende Frage ist dabei jedoch, wieweit diese neu entworfene Skala mit der Hypochondrie-Skala des MMPI korreliert, beziehungsweise ob sich wahrscheinlich machen läßt, daß mit der Risiko-Skala eine andere „Eigenschaft" gemessen wird, die sich von der bloßen Körperbeobachtung abhebt. Eine weitere Frage ist es, wieweit sich auch in der Risikoeinengung ein Alterstrend nachweisen läßt, zumal die Risikobereitschaft in anderen Lebensbereichen mit zunehmendem Lebensalter abnimmt und die allgemeine Lebenseinstellung vorsichtiger wird. Die klinische Beobachtung an unseren Kranken zeigt andererseits, wie extrem eingeengt das gesundheitliche Risikoverhalten schon bei jungen Hypochondern sein kann. Eine bestimmte Voraussage bezüglich des Alters-trends der gemessenen Risikoeinengung scheint deshalb nicht möglich. — In die Unter-suchung beziehen wir auch die *Hysterie-Primskala* des MMPI mit ein, wie sie WELSH aus der Standard-Hysterieskala gewonnen hat (vgl. [44]). Uns ist daran gelegen, auch hysterische Tendenzen mit zu kontrollieren, die sich in der Symptomdarbietung äußern können, die aber mit der eigentlichen Hypochondrie nichts zu tun haben.

2. Methodisches Vorgehen

Der von uns benutzte *Risiko-Fragebogen* wurde aus folgenden Fragen zusammen-gestellt:

1. Zu Beginn einer Erkrankung kann man erst einmal abwarten, ehe man einen Arzt ruft.
2. Man soll auch eine Erkältung nicht zu leicht nehmen, sondern sie gründlich im Bett aus-liegen.
3. Zugluft ist gefährlich, man erkältet sich zu leicht.
4. Unpäßlichkeiten und Frösteln soll man nicht auf die leichte Schulter nehmen; man weiß nie, was daraus wird.
5. Starken Bohnenkaffee zu trinken, kann nicht weiter schaden.
6. Bei naßkaltem Wetter soll man auf jeden Fall drinnen bleiben, um seine Gesundheit nicht aufs Spiel zu setzen.

7. Bei Niesen und Husten braucht man sich noch keine Gedanken zu machen, der Körper wird sich schon selbst helfen.

8. Man muß immer darauf achten, sich warm anzuziehen, um sich keine Krankheit zu holen.

9. Man sollte rechtzeitig noch zu einem anderen Arzt gehen, nur zur Sicherheit.

10. Bei Medikamenten kommt es auf sehr pünktliches Einnehmen und genaues Durchlesen der gedruckten Vorschrift an, man riskiert sonst zu viel.

11. Anstrengungen soll man meiden, um die Abwehrkräfte des Körpers nicht zu erschöpfen.

12. Etwas Alkohol und Rauchen wird schon nicht schaden können.

13. An meinem Befinden merke ich gleich morgens, was ich meiner Gesundheit zumuten kann.

14. Da die Krankenkassen nicht alles bezahlen, wende ich privat einiges an meine Gesundheit.

15. Weil man sich so leicht anstecken kann, soll man zur Vorbeugung häufiger gurgeln und sich die Hände gründlicher waschen.

16. Im Freibad sollte man höchstens wenige Minuten im Wasser bleiben, man kühlt sonst zu leicht aus.

17. Auch ohne ernstere Beschwerden soll man sich regelmäßig untersuchen lassen, nur zur Vorsicht.

18. Ich achte nicht besonders auf meinen Stuhlgang, etwas Verstopfung oder Durchfall wird schon nicht schlimm sein.

19. Vor Schwitzen muß man sich in acht nehmen, es schwächt unnötig, und man erkältet sich zu leicht.

20. Man braucht nicht bei jeder Erkrankung zum Arzt zu gehen oder Medizin einzunehmen: Was von allein kommt, wird auch von allein wieder gehen.

21. Man sollte auf eine belegte Zunge, Kratzen im Hals und Mattigkeit gut achtgeben, man weiß nie, was dahintersteckt.

22. Kalte Getränke und Eis kühlen den Magen aus, man behält sie am besten einen Augenblick im Mund, bevor man sie hinunterschluckt.

23. Eine halbe Nacht durchzufeiern, ist leichtfertig. Wann wird man den versäumten Schlaf wieder aufholen?

24. Über Krankheiten und ihre Vorbeugung sollte man sich gut informieren, damit man bei sich nichts übersieht.

25. Kopfdruck oder Nackenschmerzen bedeuten nichts Schlimmes, das kann jeder einmal haben.

Testinstruktion: „Ich habe hier eine Reihe von Fragen für Sie. Würden Sie wohl bitte bei jeder Frage, so wie Ihre Meinung dazu ist, ‚stimmt‘ oder ‚stimmt nicht‘ unterstreichen." Um ein irrtümlich falsches Ausfüllen des Fragebogens zu vermeiden, was bei negativ formulierten Fragen häufig vorkommt, haben wir bei der Untersuchung die Fragen jeweils vorgelesen und die Antwort selbst angestrichen.

Auswertung: Die Fragen 2, 3, 4, 6, 8, 9, 10, 11, 13, 14, 15, 16, 17, 19, 21, 22, 23 und 24 werden, wenn sie bejaht werden, mit je einem Punkt bewertet, die restlichen Fragen, wenn sie verneint werden. Die Summe der Punktzahlen ist der Rohwerte-Score, den wir allen Untersuchungen zugrunde gelegt haben.

Die Hypochondrie-Skala des MMPI haben wir in der von SPREEN [44] bearbeiteten Übersetzung verwandt. Als Score nahmen wir die Rohwerte, also nicht z- oder T-Werte. Dasselbe gilt für die Verwendung der Hysterie-Primskala.

3. Ergebnisse

a) Reliabilität des Risiko-Fragebogens

Zunächst wurde die Reliabilität der vorgelegten Rohskala an der Hypochondrie-Gruppe ermittelt, und zwar mittels der Split-half-Methode. Es ergibt sich eine SPEARMANsche Rangkorrelation von $r = 0.708$, ein Wert der mittels der SPEARMAN-BROWN-Formel auf den Schätzwert für die Gesamtskala von $r_{est} = 0.83$ korrigiert wird. Die Signifikanzprüfung an Hand der t-Verteilung (mit Rücksicht auf die kleine Stichprobe) ergibt $t = 8,42$. Dieser Wert ist hochsignifikant ($p < 0.001$). — Eine noch höhere Reliabilität im Split-half-Verfahren errechnet sich für beide Untersuchungs-gruppen (Hypochonder + Nichthypochonder) zusammen, nämlich ein $r_{est} = 0.93$. Eine nur unwesentlich höhere Reliabilität von $r_{est} = 0.94$ erhalten wir, wenn wir eine größere Homogenität in der Reihenfolge der Fragebogen-Items dadurch erzielen, daß wir die Einzelfragen (im Sinne der GUTTMAN-Skalen) nach ihrer Schwierigkeit, d. h. in der Reihenfolge ihrer Antworthäufigkeit ordnen. Die ermittelten Reliabilitäten liegen für die Rohform eines Tests überraschend hoch. Der Risiko-Fragebogen kann demnach bereits in dieser ersten Fassung als sehr zuverlässig bezeichnet werden. Deshalb haben wir auch keine Bedenken gehabt, für die nachfolgenden Untersuchungen diese Erstfassung der Risiko-Skala zu verwenden.

b) Trennung der Untersuchungsgruppen.
Risikoverhalten als eigene Verhaltensdimension

Die Untersuchung beider Gruppen mit den drei Fragebogen-Tests ergibt folgende Mittelwerte (± mittlerer Fehler):

	Hypochondriegruppe	Kontrollgruppe
Hypochondrie-Skala	$M = 15,71 \pm 1,30$	$M = 2,53 \pm 0,43$
Risiko-Skala	$M = 15,97 \pm 0,82$	$M = 3,68 \pm 0,42$
Hysterie-Primskala	$M = 10,50 \pm 0,41$	$M = 11,38 \pm 0,35$

Abb. 6. Ergebnis der Fragebogenuntersuchung in Rohwerten

Diese Werte zeigen, daß sowohl die Hypochondrie-Skala des MMPI als auch die neu entworfene Risiko-Skala die Hypochonder von der Kontrollgruppe gut differenziert und trennt, die jeweiligen Mittelwerte liegen weit auseinander. Dagegen ergibt sich für die Hysterieskala kein wesentlicher Unterschied zwischen den beiden Stichproben. Dieser Eindruck wird durch die Berechnung der Signifikanz der Mittelwertdifferenzen mit dem t-Test bestätigt; es ergeben sich folgende t-Werte:

Hypochondrie-Skala $t = 7,47$
Risiko-Skala $t = 9,74$
Hysterie-Skala $t = 1,14$ $(df = 66)$

Die beiden ersteren t-Werte entsprechen einer sehr hohen Signifikanz ($p < 0.001$), die Mittelwertdifferenz der Hysterieskala unterscheidet sich dagegen nicht signifikant von Null.

Darüber hinaus wurde die Korrelation aller 3 Skalen mit der klinischen Gruppierung nach hypochondrisch bzw. nichthypochondrisch bestimmt, und zwar mittels der punkt-biserialen Korrelation [4]. Dabei fanden sich folgende Werte:

Hypochondrie-Skala: $r_{pbis} = 0.766$. Die Transformation in den z-Wert ergibt mit $z = 1.01$ eine hohe Signifikanz ($z > 6\,\sigma_z = 0.74$).

Risiko-Skala: $r_{pbis} = 0.85$. Auch dieser Wert ist mit einem $z = 1.26$ sehr signifikant.

---

[4] Die punkt-biseriale Korrelation wurde gewählt, weil die dichotomisierte Variable hypochondrisch-nichthypochondrisch sich vermutlich nicht normal verteilt. Auch ist ein r_{pbis} einer Produkt-Moment-Korrelation eher vergleichbar als eine biseriale Korrelation.

Hysterie-Primskala: $r_{pbis} = 0.197$. Dieser niedere Wert besagt, daß keine bedeutungsvolle Korrelation zwischen Hysterie und der klinischen Gruppierung nach ‚hypochondrisch' und ‚nichthypochondrisch' besteht. Der z-Wert beträgt 0.20 und liegt weit unter der 3 σ_z-Grenze von 0.37.

Damit hat sich insgesamt ergeben, daß die für unsere Untersuchung entscheidenden Fragebogentests, die Hypochondrie- und die Risiko-Skala die beiden klinischen Gruppen sehr gut zu trennen vermögen.

Wenden wir uns nun der Frage zu, wieweit unsere Hypothese zutreffend ist, daß der Risiko-Fragebogen sich auf eine andere Dimension hypochondrischen Verhaltens bezieht als die Hypochondrie-Skala. Zunächst prüfen wir, ob sich der Eindruck bestätigen läßt, daß die Hypochondrie-Skala vor allem auf die Menge der hypochondrisch bewerteten Körpersensationen und -beschwerden bezogen ist. Dazu unterteilen wir die Gruppe der Hypochonder in zwei Untergruppen: Gruppe I mit weniger als 9 Einzelbeschwerden; Gruppe II mit 9 oder mehr Einzelbeschwerden. Wir wählen diesen Schnittpunkt, nachdem die Hypochonder im Mittel 8,35 Einzelbeschwerden angaben; die Beschwerden selbst wurden mittels eines halbstandardisierten Fragebogens erfaßt. Für jede Untergruppe bestimmen wir den Mittelwert des Hypochondrie-Score:

Gruppe I: $M = 10,08 \pm 1,38$ $(N = 12)$
Gruppe II: $M = 18,77 \pm 1,47$ $(N = 22)$
t (für die Mittelwertdifferenz) $= 3,98$ $(p < 0.001)$.

Diese Werte lassen deutlich erkennen, daß Hypochonder mit vielen Einzelbeschwerden auch einen hohen Hypochondriewert haben und umgekehrt. Die mittels der Hypochondrie-Skala gemessene hypochondrische Tendenz steht also — wie vermutet — in engem Zusammenhang mit der sich in der Menge der Beschwerden ausdrückenden hypochondrischen Körperbeobachtung. — Zusätzlich untersuchen wir nun, ob der Hypochondrie-Score auch mit der Zahl der Körperregionen korreliert, die die Hypochonder als betroffen erleben. Wir teilen die Hypochonder wieder in zwei Untergruppen: Gruppe I mit jeweils nur einem betroffenen Körperbereich, Gruppe II mit gleichzeitig mehreren betroffenen Körperbereichen. Als Körperbereich werten wir nur große Regionen wie Kopf, Bauch, Rücken, Extremitäten oder aber Einzelorgane wie Herz oder Magen. Für beide Gruppen ergeben sich folgende Mittelwerte des Hypochondrie-Score:

Gruppe I: $M = 13,8 \pm 1,31$ $(N = 24)$
Gruppe II: $M = 20,4 \pm 2,46$ $(N = 10)$
t (für die Mittelwertdifferenz) $= 2,57$ $(p < 0,02)$.

Damit besteht auch ein signifikanter Zusammenhang zwischen der Zahl der hypochondrisch profilierten Körperbereiche und der Höhe des Hypochondrie-Wertes. Dieses weist gleichfalls in die Richtung unserer Erwartung, daß die Hypochondrie-Skala vorwiegend auf die Messung der hypochondrischen Körperbeobachtung bezogen ist.

Hiervon ausgehend prüften wir im Gegenvergleich, ob auch die Risiko-Skala in einem statistisch relevanten Zusammenhang mit der Zahl der angegebenen Körperbeschwerden steht. Sollte unsere Hypothese zutreffen, daß Hypochondrie- und Risiko-Skala relativ eigenständige Verhaltensdimensionen bestimmen, so dürfte sich kein Zusammenhang zwischen Risikoeinengung und der Menge der Körpersymptome ergeben. An den beiden Untergruppen der Hypochondrie-Gruppe, die wir nach der Zahl der

Beschwerden gebildet hatten (siehe oben), finden sich folgende Mittelwerte des Risiko-Score:

Gruppe I: $M = 15{,}75 \pm 1{,}20$ $(N = 12)$
Gruppe II: $M = 16{,}09 \pm 1{,}05$ $(N = 22)$

t (für die Mittelwertdifferenz) $= 0{,}20$, was einer Zufallswahrscheinlichkeit von mehr als 80% entspricht. Damit findet sich unsere Erwartung bestätigt: Die hypochondrische Risikominderung steht in keinem Zusammenhang mit der Zahl der hypochondrischen Körpersensationen.

Mit diesen Befunden ergeben sich bereits gewisse Anhaltspunkte dafür, daß die hypochondrische Risikovermeidung, wie sie der Risiko-Fragebogen mißt, eine relativ selbständige Dimension des hypochondrischen Verhaltens neben der ängstlichen Körperbeobachtung ist. Zur weiteren Klärung bestimmten wir die Korrelationen zwischen Risiko-Fragebogen und Hypochondrie-Skala. Man wird allerdings von der Voraussetzung ausgehen können, daß Risikoeinengung und Körperbeobachtung keine völlig unabhängigen Variablen sind, zumal beide ja auf die klinische Dimension „Hypochondrie" bezogen sind und eine gewisse Kovarianz beider Scores zu erwarten ist. An der Hypochonder-Gruppe fand sich ein PEARSON-Korrelationskoeffizient von $r = 0.432$. Dieser Wert ist mit einem $t = 2{,}71$ $(p < 0.02)$ signifikant. Ein davon völlig abweichender Befund ergibt sich dagegen für die Kontrollgruppe der Nichthypochonder. Hier findet sich ein $r = -0.0739$, es besteht danach kein Zusammenhang zwischen Hypochondrie- und Risikowert. Dieses Ergebnis kann unsere Annahme stützen, daß beide Fragebogentests sich auf unterschiedliche Variablen beziehen und daß es nur bei klinisch relevanter Hypochondrie zu einem gleichlaufenden Anstieg beider Größen kommt. — Schließlich bestimmten wir auch noch die partiellen Korrelationen zwischen den beiden Variablen und der klinischen Gruppierung; dabei gingen wir von der Überlegung aus, daß die klinische Gruppierung einen Faktor darstellen kann, der die Korrelation zwischen Hypochondrie-Skala und Risiko-Fragebogen „stört", mittels der partiellen Korrelationen kann man den Einfluß der jeweils dritten Variable konstant halten. Unsere Ausgangskorrelationen sind folgende:

$r_{xy} = 0.7705$ $(N = $ sämtliche 68 Vp.$)$ $x =$ Hypochondrie-Score
$r_{xz} = 0.7661$ $y =$ Risiko-Score
$r_{yz} = 0.8533$ $z =$ klinische Gruppierung

Danach errechnen sich die partiellen Korrelationen wie folgt:

$r_{xy.z} = 0.3485$
$r_{xz.y} = 0.3270$
$r_{yz.x} = 0.6423$

Es zeigt sich damit, daß die Korrelation von Hypochondrie- und Risikowert $r_{xy.z}$, sobald sie unabhängig von der klinischen Gruppierung und dem darin liegenden Auswahlkriterium gehalten wird, unter einen signifikanten Wert $(z = 0.365 < 3\,\sigma_z = 0.372)$ absinkt. Dasselbe gilt allerdings auch für die Partialkorrelation zwischen Hypochondriewert und klinischer Gruppierung $(r_{xz.y})$; dagegen bleibt eine eindeutige positive Korrelation zwischen Risikowert und klinischer „Hypochondrie" bei konstant gehaltenem Hypochondriewert $(r_{yz.x})$ erhalten. Dieses Ergebnis kann dahin interpretiert werden, daß das hypochondrische Risikoverhalten, wie es durch unsere Skala operational definiert wird, in einem engeren Zusammenhang mit dem klinischen Einteilungskriterium „hypochondrisch — nichthypochondrisch" steht, als es für die hypochondrische Körperbeobachtung der Fall ist.

c) Alterstrend

Zur Untersuchung des Alterstrends der beiden Variablen Risikoverhalten und Körperbeobachtung unterteilten wir unsere beiden Untersuchungsgruppen in je zwei Untergruppen: Gruppe I bis 40 Jahre alt; Gruppe II über 40 Jahre alt (jede Untergruppe $N = 17$). Die Mittelwerte und Standardabweichungen der Verteilungen seien für beide Variablen zur besseren Veranschaulichung in zwei Diagrammen (Abb. 7 und 8) dargestellt. Aus beiden Abbildungen ist unmittelbar zu ersehen, daß ein merklicher Alterstrend nur bei den Hypochondern zu verzeichnen ist, während er bei der Kontrollgruppe unbedeutend erscheint. Für die Hypochondrie-Skala ist der Alterstrend offenbar ausgeprägter als für die Risiko-Skala, ein weiterer Hinweis darauf, daß das Risikoverhalten eine relativ eigenständige Dimension des hypochondrischen Verhaltens ist. Zur statistischen Absicherung dieser Befunde wenden wir eine von

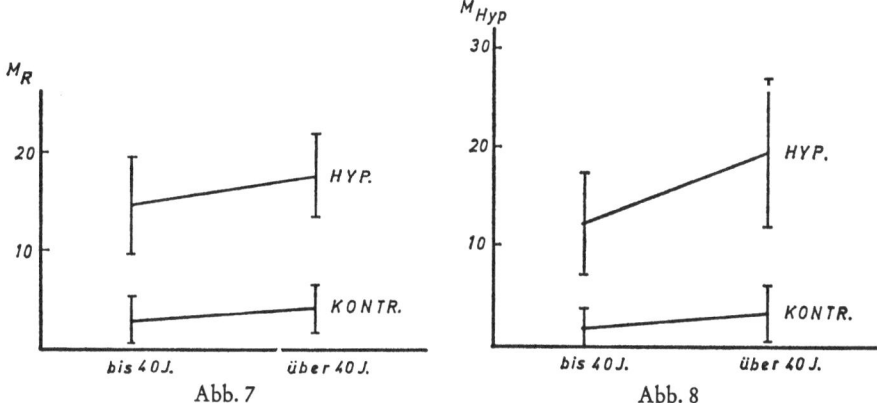

Abb. 7   Abb. 8

Abb. 7. Alterstrend des Risiko-Score. Die Gruppe der Hypochonder zeigt eine geringe Tendenz zu verstärkter Risikoeinengung mit höherem Alter, sie ist jedoch statistisch nicht ausreichend zu sichern

Abb. 8. Alterstrend des Hypochondrie-Score. Im Gegensatz zur Kontrollgruppe ist bei den Hypochondern die mit dem Alter zunehmende Tendenz zur Beschwerdehäufung deutlich ausgeprägt

COCHRAN aus dem Chi-Quadrat-Dipersionstest entwickelte Formel (vgl. [66]) an, die eine lineare Verschiebung des Mittelwertes, d. h. einen auf- oder absteigenden Trend prüft. Es ergibt sich dabei für die Hypochondrie-Skala (an der Gruppe der Hypochonder) ein $\chi_v^2 = 29,5$, das (bei einseitigem Testen und einem $df = 1$) als sehr signifikant ($p < 0.0005$) anzusehen ist. Für die Risiko-Skala läßt sich dagegen nur ein $\chi_v^2 = 4,84$ errechnen, welches aber auf dem 0.025-Niveau der Zufallswahrscheinlichkeit noch signifikant ist. Da der Chi-Quadrat-Dispersionstest auf der Poisson-Verteilung seltener Ereignisse beruht, erscheinen uns diese Werte noch nicht aussagekräftig genug. Wir prüfen deshalb den Alterstrend auch noch mit dem schärfer differenzierenden Trend-Test von Cox und STUART. Für die Hypochondrie-Skala findet sich damit ein einwandfreier positiver Alterstrend mit einem $u = 2,875$, welches auf sehr hohe Signifikanz hindeutet ($p = 0.002$). Für die Risiko-Skala konnte mit diesem Verfahren dagegen kein Alterstrend mit ausreichender Sicherheit nachgewiesen werden ($u = 0,51$, entsprechend einer Zufallswahrscheinlichkeit von 30%). Diese Ergebnisse bestätigen die Vermutung, daß bei Hypochondern mit zunehmendem Alter die Menge der Körperbeschwerden und der Erfahrungszusammenhang der Körperbeobachtung zunehmen. Für das Risikoverhalten läßt sich hingegen nur ein geringer Alterstrend nachweisen, der statistisch nicht ausreichend zu sichern ist. Bei der Kontrollgruppe der Nichthypochonder findet sich überhaupt kein statistisch relevanter Alterstrend des Risiko- oder Hypochondriewertes.

d) Itemanalyse des Risiko-Fragebogens

Sinn einer Itemvalidierung ist es, die Homogenität eines Tests zu kontrollieren und dadurch zu verbessern, daß alle Items ausgeschieden werden, die kein ausreichendes Unterscheidungsvermögen bezüglich des gemessenen Kriteriums haben. Dazu muß für jedes einzelne Item festgestellt werden, wieweit es den Sachverhalt mißt, den der Gesamttest mißt. Wir haben uns des üblichen Verfahrens bedient und für jede Frage der Risiko-Skala die biseriale Korrelation mit dem Gesamttest bestimmt. Dabei sind wir von unseren beiden Untersuchungsgruppen und zusätzlichen 15 Hypochondern ausgegangen, insgesamt also von $N = 83$ Versuchspersonen. Für die einzelnen Fragen der Risiko-Skala ergeben sich folgende Korrelationskoeffizienten (Abb. 9).

Frage	r_{bis}	Frage	r_{bis}
1	0.378	14	0.767
2	0.896	15	0.849
3	0.634	16	0.957
4	0.780	17	0.652
5	0.900	18	0.684
6	0.789	19	0.893
7	0.742	20	0.632
8	0.786	21	0.757
9	0.704	22	0.745
10	0.749	23	0.929
11	0.890	24	0.911
12	0.788	25	0.738
13	0.811		

Abb. 9. Ergebnis der Itemanalyse

Aus der Aufstellung ist ersichtlich, daß fast alle Items des Risiko-Fragebogens eine ausreichend hohe Kriteriumsvalidität besitzen und gut zwischen Versuchspersonen mit hohem Risiko-Score und solchen mit niederem zu differenzieren vermögen. Nur die Frage 1 zeigt eine ungenügende Korrelation mit dem Gesamttest; diese Frage diskriminiert nicht ausreichend und sollte deshalb bei der Endfassung der Risiko-Skala fortgelassen werden.

4. Zusammenfassung

Die Messung hypochondrischer Tendenzen, wie sie mit der Hypochondrie-Skala des MMPI angestrebt wird, beschränkt sich im wesentlichen auf die Erfassung der hypochondrischen Körperbeobachtung und der Anhäufung von Körperbeschwerden. Uns kam es darauf an, auch die besondere Risikoeinstellung in der Hypochondrie einem messenden Verfahren zugänglich zu machen, und wir entwickelten einen Risiko-Fragebogentest. Dieser Fragebogentest wurde in der Auswahl der Fragen von vornherein darauf angelegt, den Aspekt der hypochondrischen Risikovermeidung abzugrenzen und zu messen. Bereits die Rohfassung dieses Risikotests weist eine hohe Zuverlässigkeit auf, sie trennt die Hypochondriegruppe sehr gut von der Kontrollgruppe und hat eine gute Homogenität. Die Endfassung des Tests braucht deshalb nur von ursprünglich 25 Fragen auf 24 reduziert zu werden. — Wir gehen von der Hypothese aus, daß das Risikoverhalten eine relativ eigenständige Dimension des hypochondrischen Verhaltens ist. Im Vergleich zum Hypochondrie-Fragebogen des MMPI, der eine andere hypochondrische Verhaltensdimension, nämlich die überwertige Körperbeobachtung, bestimmt, lassen sich verschiedene Argumente herausstellen, die unsere Hypothese stützen. So korreliert die mit der Hypochondrie-Skala erfaßte Körperbeobachtung nur bei Hypochondern mit der Risikoeinengung, nicht dagegen bei der Kontrollgruppe. Das würde bedeuten, daß bei der Entwicklung einer Hypochondrie zwar Körperbeobachtung und Risikovermeidung parallel ansteigen, daß aber bei Nichthypochondern überhaupt kein Zusammenhang beider Variablen vorhanden ist. Auch zeigt nur die Hypochondrie-Skala einen eindeutigen positiven Alterstrend, für den Risiko-Fragebogen ist das nicht ausreichend zu sichern. Schließlich läßt sich zeigen, daß der Hypochondriewert mit der Zahl der klinischen Beschwerden und der Zahl der hypochondrisch profilierten Körperbereiche zunimmt, wiederum im Gegensatz zum Risiko-Score, der keinen solchen Zusammenhang aufweist. Die klinische Gruppierung in hypochondrisch und nichthypochondrisch scheint — wie die Untersuchung der partiellen Korrelationen zeigt — zum Risikoverhalten eine engere Beziehung zu haben als zur hypochondrischen Körperbeobachtung. — Insgesamt hat sich der Risiko-Fragebogen als ein brauchbarer Test erwiesen, von dem begründet vermutet werden kann, daß er eine eigene, wenn auch nicht völlig unabhängige Verhaltensdimension der Hypochondrie definiert und mißt.

III. Risikoverhalten unter Bedingungen der Ungewißheit

1. Problemstellung

Unsere bisherige operationale Definition der hypochondrischen Risikoeinengung basiert auf einer Datengewinnung mittels Fragebogens, bei dem es sich um die Erfassung von Selbstbeurteilungen und Meinungsäußerungen der Versuchspersonen handelt. Bei einem objektiven Fragebogentest ist es möglich, aus solchen subjektiven Angaben und Urteilen objektive Rückschlüsse auf den Untersuchten zu ziehen. Wir haben es mit den sogenannten Q-Daten im Sinne von CATTELL zu tun, welche zur deskriptiven Erfassung von Persönlichkeitsvariablen heute eine große Bedeutung erlangt haben. Demgegenüber erscheint es aber auch verlockend, durch Gewinnung von T-Daten Kriterien für eine Persönlichkeitsbeschreibung zu gewinnen. Das würde bedeuten, das Verhalten selbst in standardisierten Testsituationen, also unter festgelegten und reproduzierbaren Bedingungen, ins Spiel kommen zu lassen und zu messen. So haben wir uns die Aufgabe gestellt, das Risikoverhalten dadurch näher zu bestimmen, daß wir risikobehaftete Situationen für ein experimentelles Vorgehen schaffen, in denen das konkrete Entscheidungsverhalten der Versuchspersonen gefordert wird und erfaßt werden kann. Die experimentelle Anordnung würde freilich die Risikobereitschaft, die sie messen will, wiederum operational definieren und festlegen, jedoch auf einer anderen Datenebene als beim Fragebogentest, denn hier tritt das Risikoverhalten

unmittelbar als bestimmte Verhaltenswahrscheinlichkeit unter bestimmten Risiko-
bedingungen in Erscheinung.

Ein Blick sei vorweg auf die Frage gelenkt, ob es *die* Risikobereitschaft als allgemeine Persönlichkeitseigenschaft gibt, welche das Verhalten in den verschiedensten
Situationen durchgehend bestimmt. Alternativ wäre es denkbar, daß es spezifische
Risikobereitschaften gibt, die jeweils auf unterschiedliche Lebensbereiche und Objekte
(Gesundheit, Geld usw.) bezogen sind. SLOVIC [98] hat sich diesem Problem zugewandt und verschiedene Risikotests, vor allem Fragebogenverfahren, an 82 Versuchspersonen untersucht. Eine konvergente Validität der einzelnen Risikomaße ließ
sich dabei generell nicht nachweisen. Doch ist das Ergebnis bemerkenswert, daß die sogenannte Varianz-Präferenz in Spielexperimenten, vielfach als Maß der Risikobereitschaft genommen, mit dem Risikoverhalten im Freizeitverhalten, im Leistungswett-
bewerb, im Finanzgebaren und in zwischenmenschlichen Beziehungen (bestimmt mit
dem Life Experience Inventory von TORRANCE u. ZILLER) positiv korreliert. Es ließ
sich sogar ein Zusammenhang mit der Risikobereitschaft in einem Wahrnehmungsver-
such (dot estimation test) feststellen, wo es darauf ankommt, das Risiko von Schätz-
fehlern in Kauf zu nehmen. Solche Versuche machen es wahrscheinlich, daß es ein Gemeinsames bei einigen Maßen der Risikobereitschaft gibt, während andere Risikomaße
(z. B. das Eingehen von Risiko bei der Berufswahl) vielleicht eine ganz andere
Variable messen. Den Zusammenhang von Risikobereitschaft in Spielversuchen und
Persönlichkeitseigenschaften haben auch SCODEL, RATOOSH u. MINAS [96] näher untersucht. Es ergab sich dabei eine sogenannte high-pay-off-Gruppe mit der Tendenz zur
Wahl hoher Gewinngrößen bei nur geringer Gewinnchance und eine low-pay-off-
Gruppe, die umgekehrt geringe Auszahlungsgrößen mit hoher Gewinnchance bevorzugt. Erstere Gruppe, hauptsächlich Soldaten, zeigte kaum Angst vor Mißerfolg und
ist weniger auf Leistung bezogen; die low-pay-off-Gruppe, vorwiegend aus College-
Studenten zusammengesetzt, tendiert hingegen mehr zu typischen Werten der Mittel-
klasse: hohes Leistungs- und Erfolgsstreben, wobei aber aus Gründen der Sekürität
nur mit einer niederen Erfolgsrate gerechnet wird. Es fand sich keine Beziehung der
Intelligenz zur Variabilität bzw. Konstanz des Risikoverhaltens.

Am unmittelbarsten läßt sich das Risikoverhalten in *Spielversuchen* erfassen; deshalb wenden wir uns dieser experimentellen Möglichkeit zu. Hier lassen sich feststehende Bedingungen hinsichtlich der Auszahlungen (Gewinne und Verluste) und der
Gewinn- bzw. Verlustwahrscheinlichkeiten herstellen und systematisch variieren. Auch
können diese Spielparameter dem Spieler genau bekanntgegeben werden, so daß
dieser seine Spielstrategie an Hand bekannter oder doch gut abschätzbarer Spielbedingungen einrichten kann. Die Spielstrategie, in der die Risikobereitschaft des

	A_1	A_2
E_1	4,— DM (3 : 6)	7,— DM (2 : 6)
E_2	−4,50 DM (3 : 6)	−3,— DM (4 : 6)

Abb. 10. Beispiel einer Auszahlungsmatrix eines Spieles mit den Wettalternativen A_1 und A_2
und den Ereignissen E_1 und E_2, die über Gewinn oder Verlust entscheiden

Spielers als subjektiver Faktor zum Ausdruck kommt, läßt sich an dessen Entscheidungen während des Spieles unmittelbar ablesen. Die vorher festzulegenden Spielbedingungen, etwa bei einem Würfelspiel, werden in einer sogenannten *Auszahlungsmatrix*
dargestellt. In dem in Abb. 10 gebrachten Beispiel bezeichnen die Spalten A_1 und A_2

die verschiedenen Auszahlungen, die bei Eingehen einer bestimmten Wette möglich sind. Die Chance der Auszahlung, sei es Gewinn oder Verlust, bestimmt sich nach der Wahrscheinlichkeit, mit der das Ereignis E_1 oder E_2 (z. B. das Auftreten einer bestimmten Augenzahl beim Würfel, der Durchgang bestimmter Pferde beim Rennen u. dgl.) eintritt. In unserem Beispiel bedeutet E_1 jeweils einen Gewinn von Geld, E_2 dagegen einen Verlust. Die Spielbedingungen können weiterhin so angelegt werden, daß die Wahrscheinlichkeiten von E_1 und E_2, also die Gewinn- und Verlustchancen, bei den einzelnen Wettmöglichkeiten A_1 und A_2 variieren, so daß sich also unterschiedliche Auszahlungsgrößen mit unterschiedlichen Pay-off-Chancen kombinieren lassen. Beispielsweise könnte festgesetzt werden, daß die Wette A_1 beim Würfeln der Zahlen 2, 3 oder 5 gewinnt, bei einer anderen Augenzahl aber verliert. Das bedeutet dann, daß die Gewinn- und Verlustchance bei dieser Wette gleichermaßen 3/6 beträgt. Für die Wette A_2 könnte hingegen festgelegt sein, daß die Zahlen 3 oder 6 gewinnen; dann ist das Verhältnis der Gewinn- zu der Verlustwahrscheinlichkeit 2/6 zu 4/6 oder 1 : 2. Die Auszahlungserwartungen dieser Wette lassen sich verbal auch so ausdrücken: Ich wette 2 gegen 4, daß ich DM 7,— gewinne und nehme dafür den eventuellen Verlust von DM 3,— in Kauf. Will ein Spieler seine Strategie so ausrichten, daß er maximale Gewinnchancen wahrnimmt, so müßte er für jede Wette A_1 und A_2 zunächst den zu erwartenden Gesamtwert (EV = expected value) berechnen. Der *Erwartungswert* errechnet sich nach der Formel: $EV = p \cdot a + q \cdot b$. Es bedeuten p und q die alternativen Auszahlungswahrscheinlichkeiten, a und b die Auszahlungsgrößen. Bei der Wette A_2 unseres Beispieles beträgt demnach der Erwartungswert $EV = 2/6 \cdot 7,— DM - 4/6 \cdot 3,— DM = 0,33 DM$. Der Erwartungswert dieser Wette ist also positiv, bei unendlich vielen Spielen würde ein Durchschnittsgewinn von DM 0,33 zu erwarten sein. Anders jedoch bei Wette A_1, wo ein Erwartungswert von $EV = -0,25 DM$ resultiert, so daß bei unendlich vielen Spielen nur ein durchschnittlicher Verlust von DM 0,25 zu erwarten ist.

Erfahrungsgemäß richten sich Spieler jedoch nicht einfach nach der Maximierungsregel, aber auch nicht nach dem Prinzip der Minimalisierung des größtmöglichen Verlustes, sondern ihre Spielstrategie richtet sich auch nach anderen Faktoren, wobei auch bestimmte Übergangswahrscheinlichkeiten von Wette zu Wette bzw. eine stochastische Abhängigkeit von Wettentscheidungen eine wichtige Rolle spielen. Die bisherige Erforschung des Entscheidungsverhaltens, maßgeblich gefördert durch EDWARDS (u. a. [20, 21, 22]), MOSTELLER u. NOGEE [72], DAVIDSON, SUPPES u. SIEGEL [18], LUCE u. SUPPES [67], PRUITT [84] und andere (vgl. auch ADAMS [1]), hat verschiedene Kriterien herausgestellt, nach denen ein Entscheidungsverhalten unter Ungewißheit hinreichend beschrieben und auch vorausgesagt werden kann, und entsprechende mathematische Modelle entwickelt. Ein wesentlicher Fortschritt — ermöglicht durch die heute schon klassischen Untersuchungen von v. NEUMANN u. MORGENSTERN (s. [1]), an die MOSTELLER u. NOGEE anschlossen — war die Einbeziehung des *subjektiven Nutzens* einer Auszahlung in die Betrachtung. So konnte für Geld nachgewiesen werden, daß sein subjektiver Nutzwert nicht identisch mit seinem Nominalwert ist, sondern daß sich sein Nutzwert, der subjektiv bestimmt ist und für das eigentliche Entscheidungsverhalten maßgeblich ist, im Verhältnis zum Nominalwert entlang einer „Nutzwert-Kurve" bewegt, die experimentell bestimmt werden kann. Das Prinzip solcher Messungen des Nutzwertes ist: Je häufiger ein bestimmter Geldwert unter sonst gleichen Bedingungen „gewählt" wird, desto größer muß sein Nutzwert sein.

Oder an einem Beispiel: Wenn eine bestimmte Wette mit einem Gewinn von x DM und einem Verlust von y DM in 50% der Fälle akzeptiert und in 50% der Fälle abgelehnt wird, dann bedeutet diese Unentschiedenheit, daß x DM und y DM sich in ihrem subjektiven Nutzwert gleichen. So kann auch bei unserem Beispiel eines Würfelspieles (Abb. 10) der subjektiv erwartete Nutzwert der Wetten A_1 und A_2 in ihrer Relation sehr einfach bestimmt werden. Wird A_1 häufiger als A_2 gewettet, so übersteigt der subjektiv erwartete Nutzwert von A_1 denjenigen von A_2, d. h. $U \cdot A_1 > U \cdot A_2$. Damit zeigt sich zugleich, daß der subjektive Nutzwert der Wetten, der sich in den Wettentscheidungen ausdrückt, nicht ihren objektiven Erwartungswerten entspricht.

Entsprechend der oben angeführten Formel für den Erwartungswert einer Wette, in die die Werte der Auszahlungsmatrix und die Ereigniserwartungen eingehen, läßt sich nach EDWARDS der subjektive Nutzwert (SEU = subjective exspected utility) folgendermaßen formulieren: $SEU = u_1 \cdot p \cdot a + u_2 \cdot q \cdot b$. Das Spiel- oder Risikoverhalten richtet sich nicht einfach nach dem „objektiven" Wert der zu erwartenden Ereignisse, sondern nach ihrer subjektiven Bedeutsamkeit, nach ihrem subjektiven Wert bzw. Nutzwert. Die Abhängigkeit des subjektiven Nutzwertes von einer Bewertungsfunktion drückt sich in der Größe u_1 bzw. u_2 der Formel aus. So ist es auch der subjektiv erwartete Nutzwert von Ereignisalternativen, welcher dem Entscheidungsverhalten in Risikosituationen zugrundegelegt wird, um eine Maximalisierung des Erfolges zu erreichen. — Aber auch dieses Konzept reicht offenbar noch nicht aus, um das Verhalten unter Bedingungen der Ungewißheit zureichend zu beschreiben. So fand EDWARDS, daß eine Spielstrategie nicht allein von den objektiven Erwartungswerten und dem subjektiven Erwartungsnutzen der einzelnen Verhaltensalternativen bestimmt wird, sondern daß — unabhängig davon — bestimmte mittlere Erwartungswahrscheinlichkeiten gegenüber anderen bevorzugt werden. Aus dem SEU-Modell entwickelte EDWARDS deshalb später das WSEU-Modell (WSEU = weighted subjective exspected utility) als ein Beschreibungsmodell mit größerer Annäherung an das konkrete Risikoverhalten. Schließlich kann aber auch das Spielen selbst zu einem eigenen Wert werden, welcher geschätzt und angestrebt wird. Im Extrem gilt dieses für das sogenannte russische Roulett: Ein Trommelrevolver wird mit nur einer Patrone geladen; das Spiel besteht darin, daß man die Trommel nach Zufall rotieren läßt und den Revolver dann gegen sich selbst abdrückt. Bei einem 6schüssigen Revolver beträgt die Erwartungswahrscheinlichkeit 1/6, daß man sich erschießt. Diese negative „Auszahlung" wird von dem Spieler nur um des Spieles willen in Kauf genommen. Als Extrem auf der anderen Seite kann manches hypochondrische Verhalten gelten, wenn die Präferenzentscheidung soweit geht, sich auf ein Verhalten erst gar nicht einzulassen, wenn auch nur die geringste Chance eines kleinen Gesundheitsschadens besteht. So verzichtete einer unserer Hypochonder überhaupt auf feste Nahrung, um der Gefahr zu entgehen, sich beim Kauen und Schlucken zu überanstrengen, so gering er die Wahrscheinlichkeit dieser Gefahr für die konkrete Eßsituation auch selbst einschätzen mochte. Ein derart restriktives Verhalten steht damit im diametralen Gegensatz zu dem Verhaltensextrem des Glücksritters, für den das Eingehen eines Risikos und das Spielen unter Risiko zu einem eigenen Nutzwert des Verhaltens werden.

Für die Spielentscheidungen wird schließlich auch der Ausgang der einzelnen Wetten, das heißt ob Gewinn oder Verlust, bedeutsam sein. Die Verhaltensentscheidungen bei aufeinanderfolgenden Wetten sind nicht voneinander unabhängig zu sehen, es ergeben sich vielmehr bestimmte Übergangswahrscheinlichkeiten von Wette zu Wette, welche mit von dem Ausgang der Wetten bestimmt werden. In einfachster Form läßt sich dieser Faktor dadurch berücksichtigen, daß man in die obige Formel des SEU-Modells das „Vermögen" mit einbezieht, wie es im Augenblick der Wettentscheidung besteht und das sich ja von Wettausgang zu Wettausgang laufend verändert. Wenn V das jeweilige Vermögen bedeutet, so ist für die einzelne Spielentscheidung: $SEU = u_1 \cdot p \, (V + a) + u_2 \cdot q \, (V + b)$ (MATALON [68]). Diese Formel besagt, daß nicht der einfache Nutzwert von Gewinn bzw. Verlust für die Entscheidung maßgeblich ist, sondern der Nutzwert des jeweiligen Zuwachses zum bereits vorhandenen Vermögen. Das Vermögen kann, wenn Wettverluste vorhergegangen sind, dann auch negativ sein, so daß der mögliche Zuwachs dann eine Verringerung von Schulden und ein erneuter Verlust ein Anwachsen der Schulden bedeuten würde. Auch diese zunächst sehr theoretisch anmutende Überlegung läßt sich von der experimentellen Situation des Spieles auf die konkrete Entscheidungssituation des Hypochonders übertragen. Für ihn ist nicht immer nur die Schädlichkeit eines Ereignisses für sich genommen der negative Nutzwert, sondern der damit verbundene Zuwachs an Schädigung zum bereits geschwächten Organismus. Gesundheitliche Verluste und Gewinne mißt er an dem vitalen „Vermögen", das ihm in seiner Sicht noch verblieben ist, so daß jede weitere Schädigung zum sogenannten „Raubbau" an der Vitalkraft wird.

In unserem experimentellen Vorgehen entwarfen wir eine *Spielsituation 1* mit 5 verschiedenen Wettalternativen, deren jede eine bestimmte Gewinn- und Verlusterwartung und eine bestimmte Gewinn- bzw. Verlustgröße repräsentiert. Die Auszahlungsmatrix ist in Abb. 11 wiedergegeben. Es handelt sich dabei um ein sogenann-

	Wette A	Wette B	Wette C	Wette D	Wette E
Gewinn	Chance 1:6 +7,— DM	Chance 1:3 +4,— DM	Chance 1:2 +1,— DM	Chance 2:3 +0,50 DM	Chance 5:6 +0,10 DM
Verlust	Chance 5:6 −1,40 DM	Chance 2:3 −2,— DM	Chance 1:2 −1,— DM	Chance 1:3 −1,— DM	Chance 1:6 −0,50 DM

Abb. 11. Auszahlungsmatrix für Spiel 1 (Nullsummen-Spiel)

tes *Nullsummen-Spiel*. Das heißt, zur vereinfachten Auswertung der Ergebnisse, vor allem in bezug auf die subjektiven Momente der Spielstrategie, ist jede der Wettmöglichkeiten A—E so konstruiert, daß der Erwartungswert von Gewinn und Verlust zusammen Null beträgt. So läßt sich zum Beispiel für Wette A der Erwartungswert (nach der oben angegebenen Formel) wie folgt errechnen: $EV = 1/6 \cdot 7,— DM$ $− 5/6 \cdot 1,40 DM = 0$. Bei einem Nullsummen-Spiel, wo der objektive Erwartungswert aller Spielmöglichkeiten konstant auf Null gehalten wird, erscheint der Schluß von der Wettentscheidung auf den subjektiven Nutzwert der jeweiligen Wette eher möglich als bei variablen Erwartungswerten. Wenn nun eine Versuchsperson veranlaßt wird, nacheinander etwa 50 Wetten einzugehen, so läßt sich aus dem prozentualen Anteil ihrer Entscheidungen für die einzelnen Wettmöglichkeiten ein Präferenz-Gefälle ermitteln, welches der Rangreihe der subjektiven Nutzwerte der Wetten entspricht. Die Häufigkeit, mit der eine Wette anteilmäßig gewählt wird, läßt zugleich Rückschlüsse auf das eingegangene subjektive Risiko zu, denn der maximale subjektiv erwartete Nutzen einer Wette entspricht zugleich dem maximal in Kauf genommenen subjektiven Risiko dieser Wette. Um das Risikoverhalten von Hypochondern und Kontrollpersonen im Spielversuch quantitativ zu beschreiben und zu vergleichen, werden wir verschiedene Möglichkeiten nutzen.

1. Zunächst interessiert uns die anteilmäßige Präferenz der einzelnen Wettalternativen, für die sich die Versuchspersonen entschieden haben. Damit erwarten wir bereits Aussagen über die Bevorzugung oder Meidung bestimmter Risikomuster, aber auch über die Wahl bestimmter Spielchancen unabhängig von der Auszahlungsgröße.

2. Als spezielleren Ausdruck des Risikomusters eines Spieles können wir bei einem Nullsummen-Spiel, wie wir es verwenden, die Varianz der einzelnen Wetten nehmen, die sich aus der Differenz zwischen Gewinn und Verlust, gewichtet mit den jeweiligen Auszahlungswahrscheinlichkeiten nach folgender Formel errechnet: $\sigma^2 = p\,(1-p)\,(a-b)^2$. Die Varianz würde sich also für unsere Wette A so berechnen: $\sigma^2 = 1/6 \cdot 5/6\,(7,-+1,40)^2$. Damit haben wir die Möglichkeit, die Frequenz, mit der die einzelnen Wetten gewählt werden, zu ihrer Varianz in Beziehung zu setzen. — Wir können aber auch die „Risiko-Ebene" (PRUITT [84]), d. h. den Erwartungswert einer Wette für den Fall des Verlustes nehmen, der beim Eingehen der Wette in Kauf genommen wird, und die Wetthäufigkeit zu diesem Wert in Beziehung setzen.

In einem weiteren Schritt wollen wir versuchen, nicht nur das Risikomuster der Einzelwetten und deren Präferenzen durch die Versuchspersonen zu bestimmen, sondern ein individuelles Risikomaß für jede Versuchsperson aus ihrer gesamten Spielstrategie zu gewinnen. Dazu werden wir anhand der 50 Einzelwetten, die jeder Versuchsperson zur Verfügung stehen, den maximalen subjektiv erwarteten Nutzen des Gesamtspieles berechnen, und zwar nach folgender Formel:

$$\text{SEU}_{\max} = u_A \cdot p_A \cdot a + u_B \cdot p_B \cdot b + \ldots + u_E \cdot p_E \cdot e.$$

Dabei bedeuten u_A, u_B, ... u_E den Anteil der Wetten A—E an der Gesamtwettzahl von 50, in diesem Wert drückt sich die subjektive Bewertung des Nutzens der Einzelwetten aus. p_A, p_B, ... p_E sind die Gewinnchancen der Wetten A—E, a, b, ..., e die Gewinngrößen der Wetten A—E.

Darüber hinaus ist uns daran gelegen, auch die Größe der jeweiligen Gewinne bzw. Verluste, die die Versuchspersonen im Laufe des Spielens erleiden, in ihrem Einfluß mit zu kontrollieren. Dazu berechnen wir für jede Versuchsperson auch den maximalen subjektiv erwarteten Nutzen in Abhängigkeit vom jeweiligen „Vermögen":

$$\text{SEU}\,(V)_{\max} = u_A\,p_A\,(\overline{V}_A + a) + u_B\,p_B\,(\overline{V}_B + b) + \ldots + u_E\,p_E\,(\overline{V}_E + e)$$

Hier bedeutet $\overline{V}_A$, $\overline{V}_B$, ..., $\overline{V}_E$ das durchschnittliche Vermögen zum Zeitpunkt der Entscheidungen für Wette A—E.

Unsere Spiel-Experimente erweitern wir schließlich durch einen *zweiten Spiel-Versuch*, wo die Versuchspersonen nicht um Geld (bzw. um Chips als Äquivalent für Geld), sondern um Getränke wetten müssen. Dabei werden 5 verschiedene Getränke a—e als „Gewinne" bzw. „Verluste" ausgesetzt, für die gleichfalls eine Auszahlungsmatrix aufzustellen ist (Abb. 12). Das Eingehen der Wette A würde hier bedeuten, daß man im Falle des Gewinnes das Getränk a, im Falle des Verlierens das Getränk e erhalten wird. Die einzelnen Getränke wurden nach ihrem subjektiv geschätzten Gesundheitswert ausgewählt, und zwar mußte jede Versuchsperson für sich selbst die Getränke mit den gesundheitlichen Präferenzen vor Beginn des Spieles auswählen. So bedeutet in der Auszahlungsmatrix Getränk a das gesundheitlich nützlichste, Getränk e dagegen das gesundheitsschädlichste Getränk. Getränk c liegt in der Mitte und bedeutet ein gesundheitlich neutrales, Getränk b bzw. d ein zu 50% nützliches bzw. zu 50% schädliches Getränk. Die Getränke *a—e* bezeichnen in dieser Reihenfolge also die gesundheitliche Rangordnung dieser fünf Getränke, wie sie jede Versuchsperson vorher für sich festzulegen hat.

In der Auszahlungsmatrix erscheinen somit unter „Verlust" nur die als schädlich oder neutral bezeichneten Getränke, unter „Gewinn" dagegen die als nützlich bezeichneten. — Bei diesem Spielversuch sollten die Spielentscheidungen unmittelbar auf die Relevanz des Gesundheitswertes bezogen sein, im Gegensatz zum 1. Spielversuch, wo es um die Untersuchung eines auf Geldwerte bezogenen Risikoverhaltens geht.

	Wette A	Wette B	Wette C	Wette D	Wette E
Gewinn	Chance 1:6	Chance 1:3	Chance 1:2	Chance 2:3	Chance 5:6
	Getränk a	Getränk a	Getränk b	Getränk b	Getränk b
Verlust	Chance 5:6	Chance 2:3	Chance 1:2	Chance 1:3	Chance 1:6
	Getränk e	Getränk d	Getränk e	Getränk d	Getränk c

Abb. 12. Auszahlungsmatrix für Spiel 2

Wenn unser zweiter Spielversuch den Vorteil hat, auf die eigentliche hypochondrische Thematik stärker bezogen zu sein, so ergeben sich Nachteile doch aus den methodischen Schwierigkeiten der quantitativen Auswertung. Objektive Erwartungswerte lassen sich für die ausgesetzten Getränke nicht ermitteln, auch lassen sie sich nicht im Sinne eines Nullsummen-Spieles konstant halten. Außerdem konkurriert bei den Spielentscheidungen der subjektiv erwartete Gesundheitsnutzen der einzelnen Wettausgänge mit dem subjektiv erwarteten Genußwert der Getränke. Zwar läßt sich für die Getränkefolge der einzelnen Versuchspersonen auch eine Rangreihe nach ihrem Genußwert aufstellen, und beide Rangreihen können einem Vergleich unterzogen bzw. ihre „Distanz" (nach dem Vorschlag von KEMENY u. SNELL [59]) berechnet werden. Andererseits sind vorerst keine Möglichkeiten ersichtlich, hieraus Voraussagen auf das konkrete Wettverhalten zu machen, d. h. darauf, ob die Wettentscheidungen mehr vom subjektiv erwarteten Gesundheitswert oder vom Genußwert bestimmt wurden. Es bleibt uns deshalb nur die Möglichkeit, die Wetthäufigkeit der einzelnen Wettalternativen in Beziehung zu deren gesundheitlichen „Gewinn-Verlust-Spanne" und zu den Gewinn- und Verlustchancen zu setzen und von daher einige Rückschlüsse auf die Risikohaltung der Versuchspersonen zu ziehen.

2. Methodisches Vorgehen

Bei beiden Spielversuchen arbeiten wir mit einem Tischroulette. Für jede Wettmöglichkeit wurden die Gewinn- bzw. Verlustziffern des Roulette so festgelegt, daß sich daraus die Gewinn- und Verlustwahrscheinlichkeiten ergeben, wie sie in der Auszahlungsmatrix aufgeführt sind. Da das Roulette-Spiel über 36 Ziffern verfügt, eine durch 3 teilbare Zahl, bereitet dieses keine Schwierigkeiten, weil die Auszahlungschancen Vielfache von 1/3 sind. Zero ließen wir nicht mitspielen. Bei *Spielversuch 1* wurde um Chips gespielt, die einen bestimmten Geldwert repräsentierten. Jede Versuchsperson erhielt vor Spielbeginn DM 10,— als „Spielkapital". Die Auszahlungsmatrix wurde jedem Spieler genau erklärt, es wurde mit dem Versuch erst dann begonnen, wenn er die Bedeutung der Gewinn- und Verlusterwartungen genau erfaßt hatte. Jede Versuchsperson hatte 50 Wetten, sie mußte jeweils angeben, auf welche der 5 Wetten A—E sie setzen wolle. Nach Durchspielen der ersten Wetten erging die weitere Aufforderung, künftig immer 3 Wetten im voraus zu nennen, ehe diese am Roulette durchgespielt und die Auszahlungen festgestellt wurden. Es sollte damit der unmittelbare Einfluß des vorhergegangenen Wettausganges auf die nächste Wettentscheidung verringert werden. Wenn bei anhaltenden Wettverlusten das Spielkapital eines Spielers erschöpft war, mußte dieser beim Versuchsleiter Geld entleihen, um weiterspielen zu können.

Bei der Auswertung der Spiele wurde die Häufigkeit ausgezählt, mit der die einzelnen Wettmöglichkeiten gewählt wurden. Weiter wurde das „Vermögen" zum Zeitpunkt der einzelnen Wettentscheidungen (anhand der Auszahlungen) ermittelt, um das Risikoverhalten in Beziehung zu den Gewinnen und Verlusten setzen zu können.

Bei *Spielversuch 2* wurde jeder Versuchsperson eine Liste mit Getränken vorgelegt, aus der sie das für die Gesundheit nützlichste (*a*), das schädlichste (*e*), ein neutrales (*c*) und schließlich ein zu 50⁰/o nützliches und ein zu 50⁰/o schädliches Getränk (*b* und *d*) auswählen sollte. Damit wurden die 5 Getränke ermittelt, die jede Versuchsperson als für sich relevant empfindet, zugleich ergab sich damit die subjektive Präferenz- oder Rangreihe dieser Getränke nach ihrem Gesundheitswert $a > b > c > d > e$.

Diese Getränke wurden in die Auszahlungsmatrix für den Spielversuch 2 eingeführt, indem Kärtchen mit den Getränkebezeichnungen auf die entsprechenden Felder der Auszahlungsmatrix gelegt wurden. An die Stelle von Geldwerten, durch Chips repräsentiert, traten im 2. Spielversuch also die Getränke, die jede Versuchsperson für sich selbst vorher festgestellt hatte. Um die Getränke wurde nur fiktiv gespielt, das heißt die Versuchspersonen bekamen die ausgezahlten Getränke nach den Einzelwetten nicht realiter zur Verfügung gestellt; dennoch zeigte sich, daß sowohl die Hypochonder als auch die Kontrollpersonen mit persönlichem Engagement um die Einsätze wetteten. Auch bei diesem Versuch wettete jede Versuchsperson 50mal.

An den Spielversuchen nahmen eine Gruppe von Hypochondern ($N = 11$) und eine Kontrollgruppe von Nichthypochondern ($N = 11$) teil. Die Versuchspersonen wurden so ausgewählt, daß in beiden Gruppen die Verteilung in den Altersklassen gleich war. Das Durchschnittsalter lag bei der Kontrollgruppe mit $M = 34,5$ J. geringfügig tiefer als bei der Hypochondergruppe mit $M = 37,7$ J.

3. Ergebnisse

a) Spielversuch 1

Für beide Untersuchungsgruppen ergeben sich deutlich verschiedene Präferenzen für die einzelnen Wettalternativen A—E (Abb. 13). Bei der Kontrollgruppe zeichnet sich ein auffallender Gipfel für die Wette C ab, bei der eine mittlere Auszahlungsgröße einer 1:1-Chance für Gewinn bzw. Verlust spricht. Ferner sind die Wetten A und B gegenüber den Wetten D und E bevorzugt, das heißt: es werden häufiger Wetten mit kleinen Gewinnchancen, aber großen Gewinnwerten gegenüber den restriktiven Wetten D und E bevorzugt.

	A	B	C	D	E	
Hyp.-Gruppe	59	108	126	138	119	$N = 550$ Spiele
Kontroll-Gruppe	139	112	219	73	7	$N = 550$ Spiele

Abb. 13. Spielfrequenzen für die Wettalternativen (Spielversuch 1)

Bei der Hypochondriegruppe findet sich dagegen ein sehr abweichendes Spielverhalten. Hier wird die Wette A wegen ihrer relativ hohen Verlustchance trotz des
hohen Gewinnbetrages eher gemieden, und es zeichnet sich ein Trend zu den sub-

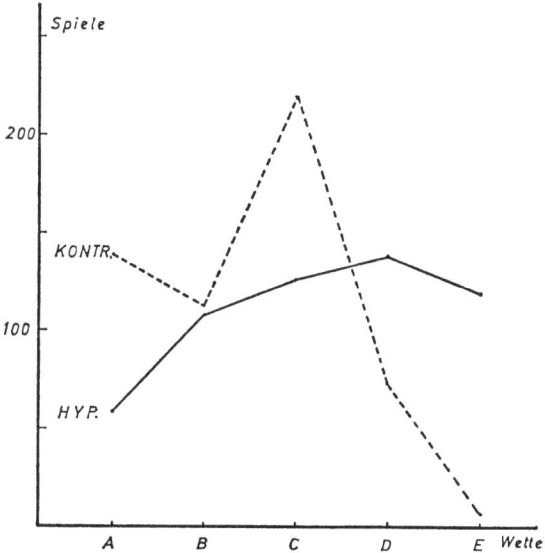

Abb. 14. Verteilung der Spielfrequenzen — Spielversuch 1. Die Hypochonder meiden die
Wette A mit dem größten subjektiven Risiko und bevorzugen — im Vergleich mit der Kontrollgruppe — die Wetten D und E mit dem geringsten Risiko. Bei der Kontrollgruppe fällt
die Prävalenz der Wette C mit mittlerer Auszahlung und mittlerer Gewinn- bzw. Verlustchance auf

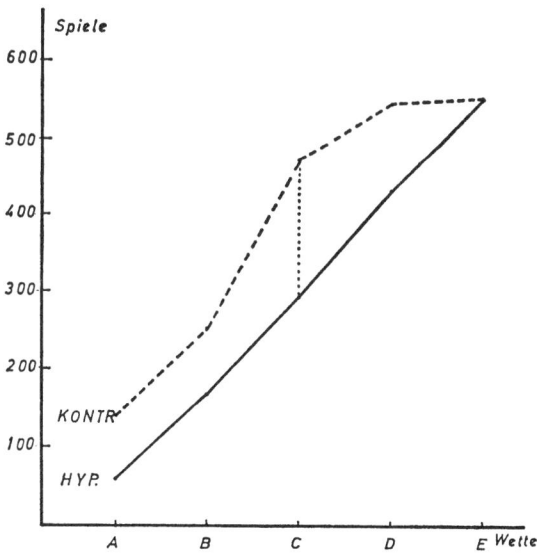

Abb. 15. Summenkurve der Spielfrequenzen — Spielversuch 1. Die Kontrollgruppe liegt infolge Bevorzugung der subjektiv risikoreichen Wetten A—C in Führung; die Hypochonder
zeigen einen fast linearen Anstieg ihrer Spielentscheidungen, während bei der Kontrollgruppe
die Wetten D und E bedeutungslos sind

jektiv als gefahrlos empfundenen Wettalternativen C, D und E ab (vgl. auch Abb. 14).
Die Hypochonder lassen somit eine viel geringere subjektive Risikobereitschaft als die
Kontrollpersonen erkennen. Zugleich bestätigt sich bei der Kontrollgruppe aber auch
die von EDWARDS mitgeteilte Beobachtung, daß mittlere Auszahlungswahrscheinlichkeiten bevorzugt werden. Die Hypochonder tendieren hingegen eher zu den Wettalternativen, die kleinere Gewinne und Verluste erwarten lassen, da die höhere Ge-
winn- und kleinere Verlustwahrscheinlichkeit ihnen offenbar das Gefühl größerer
Sicherheit vermittelt.

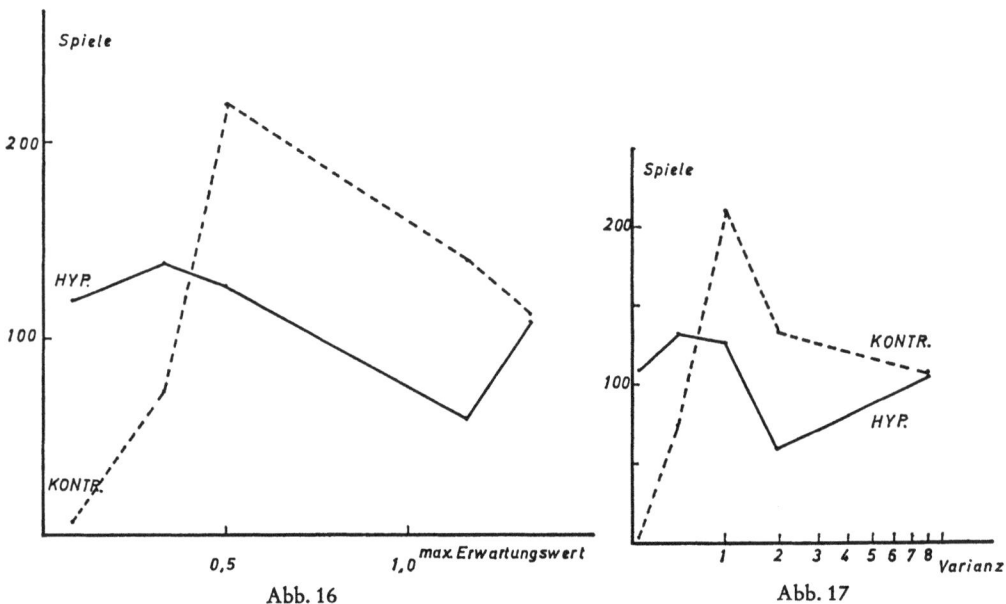

Abb. 16   Abb. 17

Abb. 16. Verteilung der Spielfrequenzen in Abhängigkeit vom maximalen Erwartungswert der
Wettalternativen. Die Hypochonder bevorzugen Wetten mit niederem Erwartungswert; für
die Kontrollpersonen ist das Spiel erst von einem mittleren Erwartungswert an attraktiv

Abb. 17. Verteilung der Wetthäufigkeiten in Abhängigkeit von der Varianz der Wettalternativen (als Ausdruck von deren Risikomuster). Die Hypochonder zeigen einen Gipfel bei den
niederen Varianzen, die Kontrollpersonen tendieren mehr zu mittleren Varianzen

Das unterschiedliche Wettverhalten beider Gruppen tritt noch deutlicher hervor,
wenn wir die Spielfrequenzen für die einzelnen Wettalternativen kumulativ darstellen
(Abb. 15). Die Summenkurve läßt erkennen, wie die Kontrollgruppe bereits bei Wette A
mit einer mehr als doppelten Spielfrequenz in Führung liegt und bis Wette C einen stei-
len Anstieg zeigt, während bei den Wetten D und E kaum noch ein Zuwachs hinzu-
kommt. Die Summenkurve der Hypochonder liegt deutlich unter derjenigen der Kontrollgruppe, bei ihr bringen die Wetten D und E noch einen starken Zuwachs zu der
Gesamtzahl der Spiele. Die Kontrollgruppe hat mit den Wetten A und B bereits
nahezu die Hälfte (251 von 550 Spielen) ihrer Spiele absolviert, die Hypochondrie-
gruppe erst bei Wette C. Der maximale Ordinatenabstand beider Summenkurven bei
Wette C bezeichnet das Ausmaß, in dem sich beide Spielstrategien unterscheiden. Zur
Prüfung der Signifikanz dieses Unterschiedes verwenden wir den KOLMOGOROFF-
SMIRNOW-Test für 2 unabhängige Stichproben, danach ergibt sich ein maximaler

Ordinatenabstand (in Dezimalbruchdarstellung) von $D_n = 0{,}332$. Dieser Wert übersteigt den auf dem 0.001-Niveau der Zufallswahrscheinlichkeit noch höchstzulässigen Abstand von $D_{n(0.001)} = 0{,}118$ beträchtlich, so daß also der Unterschied beider Frequenzverteilungen sehr signifikant ist. Die Beziehung der Wetthäufigkeiten zu den maximalen Erwartungswerten jeder Wette (Risiko-Ebene) und zu den Varianzen der Wetten ist aus Abb. 16 und 17 ersichtlich. (Die Varianzen sind logarithmisch dargestellt, nachdem zu jedem Varianzwert 1 hinzuaddiert wurde, um auch Varianzen unter 1 berücksichtigen zu können.) Die Kurvenverläufe zeigen wiederum die Unterschiede im Wettverhalten der Hypochonder zu den Nichthypochondern. Die Hypochonder bevorzugen geringe Erwartungswerte (der maximale Gewinnwert einer Wette ist dabei ihrem maximalen Verlustwert gleich, da es sich um ein Nullsummenspiel handelt) und auch geringere Varianzen, während für die Kontrollgruppe das Spiel erst vom Erwartungswert 0,5 und der Varianz 1 an interessant wird und sich erst von hier an Spielfrequenzen zeigen, die die Werte der Hypochonder übersteigen. Die Hauptunterschiede stellen sich damit zu Beginn des Kurvenverlaufes dar, bei den hohen Erwartungswerten und Varianzen gleicht sich das Wettverhalten beider Untersuchungsgruppen aneinander an. Insgesamt zeigt sich damit, wie die Hypochonder überwiegend von einer restriktiv-vorsichtigen Spielstrategie ausgehen und eher mit kleinen Gewinnchancen und Auszahlungsspannen zufrieden sind, um größere Verluste auf jeden Fall zu vermeiden.

Ein individuelles Risikomaß für jede Versuchsperson gewinnen wir aus ihrem Gesamtspiel durch Errechnen des maximal erwarteten Nutzens aller Spiele SEU_{max} und des maximal erwarteten Nutzens in Abhängigkeit vom jeweiligen „Vermögen" $SEU(V)_{max}$ (vgl. die oben angeführten Formeln zur Berechnung dieser Größen). Dabei zeigt die Betrachtung der wichtigsten Parameter der Verteilungen (Mittelwert, mittlerer Fehler des Mittelwertes, Standardabweichung) (Abb. 18), daß ungeachtet der

	Hypochonder		Nichthypochonder	
SEU_{max}	$M =$	$0{,}604 \pm 0{,}112$	$M =$	$0{,}827 \pm 0{,}069$
	$s =$	$0{,}373$	$s =$	$0{,}229$
$SEU(V)_{max}$	$M =$	$-0{,}299 \pm 1{,}425$	$M =$	$-7{,}161 \pm 2{,}024$
	$s =$	$4{,}728$	$s =$	$6{,}715$

Abb. 18. Maximale Nutzwerte in Spielversuch 1

bisher gefundenen Gruppenunterschiede das individuelle Spielverhalten erheblich variiert, in beiden Gruppen finden sich Versuchspersonen mit hohen und niederen Werten für den angestrebten Gesamtnutzen. Deutlichere Unterschiede zwischen der Gruppe der Hypochonder und der Kontrollgruppe ergeben sich freilich für $SEU(V)_{max}$, ein Hinweis darauf, daß ungünstige Erfahrungen in Risikosituationen sich bei Hypochondern stärker auf zukünftige Entscheidungen auswirken als bei Nichthypochondern. Die statistische Analyse der Mittelwertdifferenzen bestätigt diesen Eindruck. Für SEU_{max} ergibt sich kein signifikanter Gruppenunterschied ($t = 1{,}700$, $p > 0.1$). Dagegen ist für $SEU(V)_{max}$ der Unterschied zwischen den Untersuchungsgruppen ausreichend signifikant ($t = 2{,}77$, $p < 0.02$). Für die Wettentscheidungen der Hypochonder ist danach der Ausgang der Wetten von stärkerer Relevanz als bei Nichthypochondern, eine Einbuße an Substanz mindert auch ihre durchschnittliche Risikobereitschaft.

Es kann sinnvoll erscheinen, den Risikowert SEU$_{max}$ oder SEU $(V)_{max}$ in Beziehung zum Score des Risiko-Fragebogens zu setzen. Allerdings muß es von vornherein fraglich erscheinen, ob hier eine Korrelation besteht, da die Variabilität des Spielverhaltens sich als sehr hoch erweist. Für die Hypochondergruppe läßt sich weder für SEU$_{max}$ noch für SEU$(V)_{max}$ eine Korrelation mit dem Risiko-Score errechnen ($r=-0.0775$ bzw. $r=0.0724$). Auffallenderweise zeigt dagegen die Kontrollgruppe eine korrelative Beziehung dieser Variablen: $r_{SEU, R}=-0.6333$ und $r_{SEU(V), R}=0.7916$. Jedoch sind die Stichproben ($N=11$) sehr klein, so daß daraus keine besonderen Schlüsse gezogen werden können.

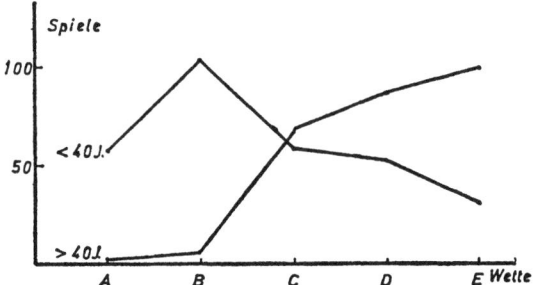

Abb. 19. Alterstrend der Spielstrategie (Hypochondergruppe). Die älteren Hypochonder zeigen die Einengung des Risikoverhaltens, die sich in Meidung der Wetten A und B und Bevorzugung der Wetten D und E ausdrückt; die jüngeren Hypochonder sind bei diesem Versuch deutlich risikofreudiger

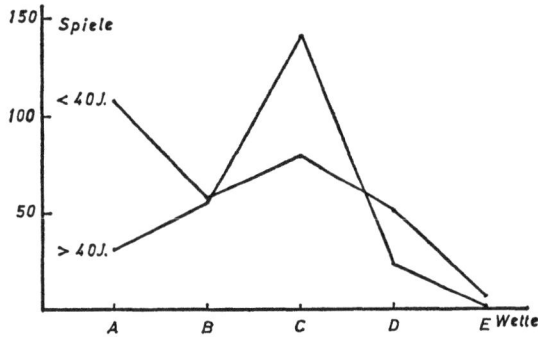

Abb. 20. Alterstrend der Spielstrategie (Kontrollgruppe). Die Tendenz zu mittleren Auszahlungs- und Erwartungsgrößen (Wette C) findet sich erst bei den älteren Vp. ausgeprägt. Die älteren Kontrollpersonen unterscheiden sich andererseits aber auch deutlich von den Hypochondern (vgl. Abb. 19)

Die Resultate unserer Spielversuche erschienen einigermaßen durchsichtig, als wir die Spielstrategie der Untersuchungsgruppen an den Spielfrequenzen der einzelnen Wettalternativen maßen. Schwieriger zu beurteilen sind die Daten jedoch, sobald wir das individuelle Spielverhalten der Versuchspersonen betrachten und von den Werten SEU$_{max}$ und SEU$(V)_{max}$ ausgehen. Als wichtige Einflußgröße, die das Risikoverhalten beeinflussen kann, wird man aber auch das Lebensalter der Versuchspersonen mit berücksichtigen müssen. Es stellt sich damit also die Frage, ob sich eine Altersabhängigkeit der Spielstrategie bzw. Alterseinflüsse auf SEU$_{max}$ und SEU$(V)_{max}$ feststellen lassen. Wir unterteilen beide Untersuchungsgruppen — trotz des Bedenkens der kleinen Stichproben — in je zwei Untergruppen bis 40 Jahre und über

40 Jahre alt. Die Spielfrequenzen für die Wettalternativen finden sich für die Hypochonder in Abb. 19, für die Kontrollgruppe in Abb. 20. Es zeigen sich beträchtliche Altersunterschiede, und zwar in unterschiedlicher Weise für die beiden klinischen Gruppen. Während die jüngeren Hypochonder noch bereit sind, mit Eingehen der Wetten A und B ein subjektives Risiko auf sich zu nehmen und den subjektiven Nutzwert dieser Wetten höher einschätzen, nimmt die Risikobereitschaft bei den älteren Patienten deutlich ab, sie bevorzugen in ihrer restriktiven Haltung mehr die Wetten C—E.

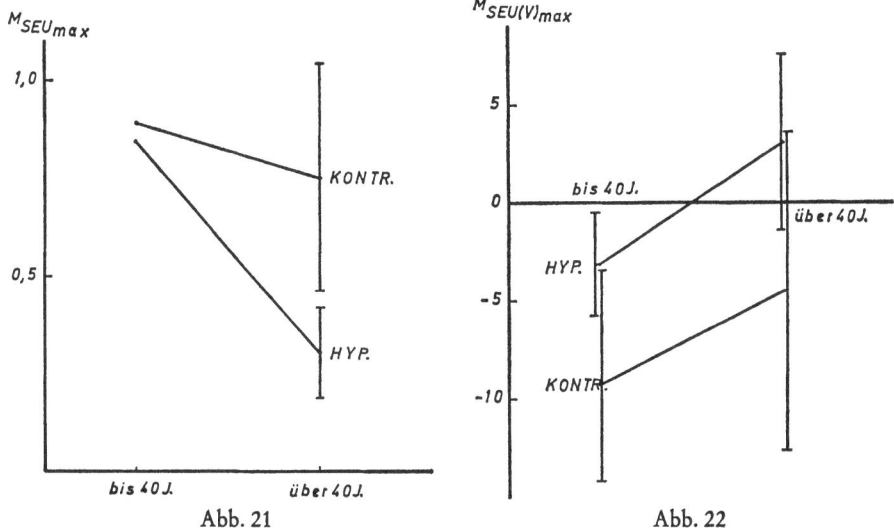

Abb. 21.   Abb. 22

Abb. 21. Altersabhängigkeit des maximalen subjektiv erwarteten Nutzens. Während die Gesamtgruppen keinen Unterschied gezeigt hatten, kommt es bei der Trennung nach Altersgruppen zu einer sichtlichen Differenzierung: Die älteren Hypochonder begnügen sich mit einem erheblich geringeren maximalen Nutzwert aus dem Spiel als die älteren Kontrollpersonen

Abb. 22. Altersabhängigkeit des maximalen subjektiv erwarteten Nutzens in bezug auf die vorhandene Substanz (Vermögen V). Die älteren Vp. streben einen höheren Zuwachs an Substanz an, signifikant jedoch nur bei den Hypochondern

Die jüngeren Nichthypochonder weisen eine Wettverteilung auf, die von der der jungen Hypochonder nicht so sehr verschieden ist. Die Hauptdifferenz zeigt sich erst bei den älteren Versuchspersonen. Auch die Nichthypochonder werden mit zunehmendem Alter vorsichtiger; sie bescheiden sich aber nicht in timider Weise mit Kleinstgewinnen, sondern bevorzugen eindeutig mittlere Auszahlungschancen, wie sie durch Wette C dargestellt werden. Damit findet sich in beiden Untersuchungsgruppen ein bemerkenswerter Alterstrend, der jedoch strukturell unterschiedlich ist. Während die älteren Hypochonder zu einer Risikoeinengung tendieren, kommt es bei den Kontrollpersonen nurmehr zu einem stärker absichernden Kalkulieren von Auszahlungsgrößen und -chancen gegeneinander. Besonders bemerkenswert sind die Altersdifferenzen, die sich für die Größen SEU_{max} und $SEU(V)_{max}$ finden. Sie sind aus der Darstellung ihrer Verteilungen in Abb. 21 und 22 ersichtlich. Danach nimmt der subjektiv erhoffte Nutzen SEU_{max} in der Hypochondergruppe mit dem Alter deutlich ab, und zwar im Kontrast zur Kontrollgruppe, die keinen Alterstrend aufweist. So weisen auch nur die älteren Versuchspersonen einen eindeutigen Gruppenunterschied auf. Für den subjektiv erwarteten Gesamtnutzen in Abhängigkeit vom „Vermögen" SEU $(V)_{max}$ läßt sich gleichfalls ein Alterstrend für die Hypochonder darstellen, er ist dagegen für die Kontrollgruppe statistisch nicht sicher (Abb. 23). Auch läßt sich ein eindeutiger Gruppenunterschied nur für die jüngeren Versuchspersonen feststellen, bei den älteren ist die Variabilität der Werte zu groß, als daß eine ausreichend verläßliche Trennung der Gruppen möglich wäre. Die Signifikanz der Mittelwertdifferenzen ist aus der Aufstellung Abb. 23 zu ersehen.

Mittelwertdifferenz SEU_{max} für die Gruppen:	t-Wert
Hypochonder < 40 J. $- > 40$ J.	$t = -3{,}707$ $p < \quad 0.005$
Kontrollgruppe < 40 J. $- > 40$ J.	$t = \quad 1{,}056$ $p > \quad 0.2$
Hyp. > 40 J. $-$ Kontr. > 40 J.	$t = -3{,}193$ $p < \quad 0.02$

Mittelwertdifferenz $SEU(V)_{max}$ für die Gruppen:	t-Wert
Hypochonder < 40 J. $- > 40$ J.	$t = -2{,}889$ $p < \quad 0.02$
Kontrollgruppe < 40 J. $- > 40$ J.	$t = -1{,}230$ $p > \quad 0.2$
Hyp. < 40 J. $-$ Kontr. < 40 J.	$t = \quad 2{,}719$ $p < \quad 0.05$
Hyp. > 40 J. $-$ Kontr. > 40 J.	$t = \quad 1{,}837$ $p > \quad 0.1$

Abb. 23. Signifikanz der Altersdifferenzen für SEU_{max} und $SEU(V)_{max}$

Der fehlende Gruppenunterschied, den wir für SEU_{max} zunächst gefunden hatten, relativiert sich somit bei gleichzeitiger Berücksichtigung des Lebensalters der Versuchspersonen. Die älteren Hypochonder erwarten bei den Spielversuchen nur noch einen deutlich reduzierten Gesamtnutzen; das läuft auf dasselbe hinaus, als daß sie sich auf einen verminderten Gesamtverlust einlassen. So findet sich auch erst bei den älteren Versuchspersonen ein signifikanter Unterschied zwischen der Hypochondergruppe und der Kontrollgruppe. Bei gleichzeitiger Kontrolle der Abhängigkeit des Wettens vom „Vermögen" in der Größe $SEU(V)_{max}$ zeigt sich, daß schon die jüngeren Hypochonder davor zurückscheuen, bei eingetretenen Verlusten größere Risiken einzugehen. Diese Tendenz nimmt mit dem Alter signifikant zu, jedoch läßt sich für die Kontrollgruppe dieser Trend ebensowenig wie ein Gruppenunterschied bei den älteren Versuchspersonen statistisch sichern, da die Verteilungen der Wettentscheidungen sich hier zu weitgehend überlappen. Ein gewisser Trend mag aber immerhin aus der graphischen Darstellung Abb. 22 abgelesen werden.

b) Spielversuch 2

Auch bei diesem Spielversuch, der viel stärker auf das gesundheitliche Entscheidungsverhalten bezogen ist, finden sich deutliche Unterschiede zwischen den Hypo-

chondern und den Nichthypochondern (Abb. 24). Aus der Aufstellung der Spielfrequenzen geht hervor, wie die Hypochonder die Wettalternativen A und B möglichst meiden, wo die Gewinn-Verlust-Spanne mit je einem nützlichen und einem
schädlichen Getränk groß ist und zugleich die Verlusterwartung eine hohe Wahrscheinlichkeit hat. Die Hypochonder wenden sich bevorzugt den übrigen Wettmög-

	A	B	C	D	E	
Hypochonder	28	73	110	165	174	$N = 550$ Spiele
Kontrollgruppe	116	161	106	51	116	$N = 550$ Spiele

Abb. 24. Spielfrequenzen für die Wettalternativen (Spielversuch 2)

lichkeiten zu, welche geringere gesundheitliche Risiken bergen. Dabei wird allerdings
schon Wette C trotz des Risikos eines sehr schädlichen Getränkes deutlich berücksichtigt, vermutlich hat hier die geringere Verlustchance den subjektiven Nutzwert der
Wette günstig beeinflußt. Die graphische Darstellung Abb. 25 mag verdeutlichen, wie

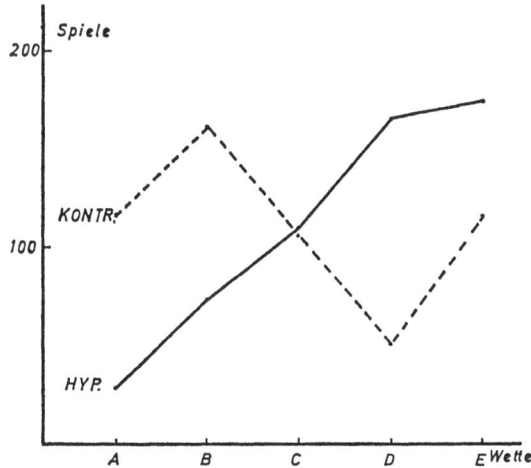

Abb. 25. Verteilung der Spielfrequenzen — Spielversuch 2. Ähnlich wie bei Spielversuch 1
(Abb. 14) tendieren die Hypochonder zu den risikoärmeren Wetten D und E bei Vermeidung
der Wetten A und B. Das Wettverhalten der Kontrollpersonen hebt sich davon deutlich ab; es
ist aber schwieriger zu interpretieren, da sich hier gesundheitlicher Nutzwert und Genußwert
der Getränke vermutlich stärker ‚mischen‘

die Spielhäufigkeit bei den Hypochondern von den risikoreichen zu den risikoärmeren
Wettalternativen stetig ansteigt. Umgekehrt bevorzugen die Versuchspersonen der
Kontrollgruppe die beiden Wetten A und B, auffallenderweise aber auch die Wette E;
dieses liegt wohl daran, daß der Genußwert gegenüber dem Gesundheitswert prä-
valierte, so daß diese Wette relativ attraktiv wurde (die Getränke c und d dieser
Wettmöglichkeit wurden 11mal als gut bzw. sehr gut schmeckend bezeichnet).
    Ähnlich wie bei Spielversuch 1 zeigt die Summenkurve der Wettfrequenzen
(Abb. 26) wieder eine deutliche Distanz beider Gruppen, die hauptsächlich aus der
höheren Präferenz der Wetten A und B bei der Kontrollgruppe resultiert. Die Signi-

fikanz des Unterschiedes beider Frequenzverteilungen stellt sich anhand des KOLMO-
GOROFF-SMIRNOW-Tests $(D_n = 0.320,\ p < 0.001)$ als sehr gut dar.

Das Spielverhalten der Hypochonder in diesem Versuch entspricht weitgehend
unserer Erwartung, daß das gesundheitliche Risiko, welches mit den Wetten A und B
gegeben ist, subjektiv hoch bewertet und gemieden wird, und zwar ungeachtet der

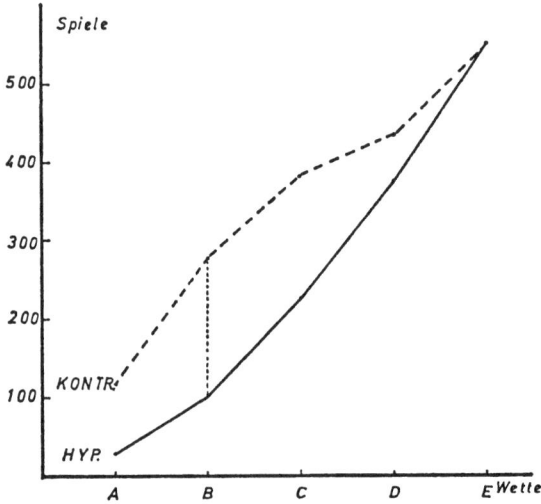

Abb. 26. Summenkurve der Spielfrequenzen — Spielversuch 2. Die Kontrollpersonen liegen mit
ihren eingegangenen Wetten in Führung, da die Hypochonder die Wetten A und B als zu
riskant meiden

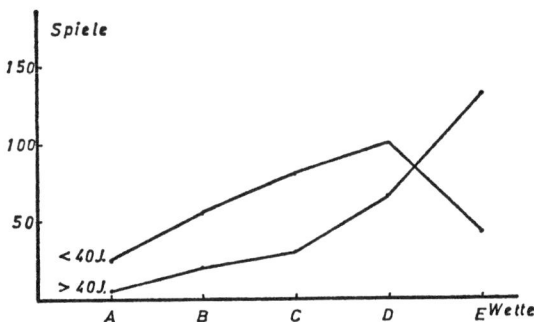

Abb. 27. Alterstrend der Spielentscheidungen (Hypochondergruppe). Die älteren Hypochonder
meiden die risikobehafteten Wetten A—C stärker und bevorzugen die subjektiv gefahrlose
Wette E

Gewinnmöglichkeit eines gesundheitlich sehr nützlichen Getränkes, welche der Ver-
lustmöglichkeit gegenübersteht. Den Hypochondern geht es vorwiegend um eine
Minimalisierung des zu erwartenden Schadens. Weniger durchsichtig erscheint das
Wettverhalten der Gruppe der Nichthypochonder, da diese alle Wettalternativen
(außer D) relativ gleichmäßig berücksichtigen. Vermutlich spielt bei den Kontrollpersonen der Genußwert der Getränke eine stärker konkurrierende Rolle bei der
Bewertung des zu erwartenden Wettnutzens, so daß die Wettentscheidungen von da-

her stärker beeinflußt werden. Die Hypochonder gehen dagegen wohl vorwiegend vom Gesundheitswert der Getränke aus, so daß sich bei ihnen klarere Präferenzen der Wettalternativen ergeben.

Auch für den Spielversuch 2 erscheint es angebracht, eine mögliche Altersabhängigkeit des Spielverhaltens festzustellen. Den Vergleich zwischen den Hypochondern bis 40 Jahren mit denen über 40 Jahren erlaubt die Darstellung Abb. 27. Es zeigt sich, daß der Hautpunterschied in der Bevorzuugung der Wette E liegt, welche bei den älteren Hypochondern eindeutigen Vorrang vor den übrigen Wettalternativen hat. Das Prinzip der Minimalisierung eines zu erwartenden Schadens, das in der Wahl dieser Wette liegt, ist für die älteren Hypochonder offenbar stärker durchgreifend als jede Erwartung einer Gewinnmöglichkeit. Für die Kontrollgruppe läßt sich kein nennenswerter Alterstrend im Spielverhalten feststellen, so daß wir auf ihre Darstellung verzichten.

4. Zusammenfassung

Um Risikoverhalten unter Bedingungen der Ungewißheit unmittelbar beobachten zu können, führten wir Spielversuche mit festgelegten Auszahlungen und Auszahlungschancen durch. Dabei ergeben sich deutliche Unterschiede im Risikoverhalten der Hypochonder gegenüber der Kontrollgruppe. Die Hypochonder lassen sich in ihren Entscheidungen mehr vom Prinzip der Minimalisierung des subjektiv erwarteten Schadens leiten und neigen zu restriktivem Spielverhalten, während die Nichthypochonder sich als risikofreudiger erweisen und auch mit zunehmendem Alter höchstens auf Wetten mit mittleren Auszahlungschancen zurückgehen. Auf das Spielverhalten der Hypochonder wirken sich ungünstige Spielerfahrungen in Form von Spielverlusten stärker aus, als es bei der Kontrollgruppe der Fall ist. Ein vorsichtig-restriktives Risikoverhalten zeigen die Hypochonder nicht nur in Spielversuchen, wo die hypochondrische Thematik durch die Wahl von mehr oder weniger „schädlichen" Getränken als Auszahlungen besonders angesprochen wird, sondern auch in Spielversuchen, bei denen Geld ausgesetzt ist. Dieses kann als Hinweis darauf gewertet werden, daß die Risikoeinengung sich nicht nur im Bezug zum eigenen Leib geltend macht, sondern daß sie eine übergreifende Persönlichkeitsvariable ist, die auch in anderen Bereichen, wo es um risikobehaftete Entscheidungen geht, das Verhalten maßgeblich beeinflussen kann. Bemerkenswert sind die Altersdifferenzen im Spielverhalten: Sie finden sich beim Spiel um Geld bei Hypochondern wie Nichthypochondern, jedoch in beiden Gruppen in unterschiedlicher Ausprägung. Dagegen zeigen beim Spiel um den Nutzwert von Getränken nur die Hypochonder einen Alterstrend in Richtung auf vermehrte vorsichtige Einengung, nicht dagegen die Kontrollgruppe.

IV. Ansatzpunkte zu einer Bedeutungsanalyse von Leibbereichen, Symptomen, Krankheiten

1. Einführung in die Problemstellung

Die Frage nach den Bedingungen, die die Symptom- und Organwahl bestimmen, hat bei psychosomatischen Krankheiten und Konversionsstörungen besonderes Interesse gefunden. Sie stellt sich in ähnlicher Weise auch für die Hypochondrie, ohne daß hier jedoch vorausgesetzt werden kann, daß auch dieselben Ansätze zur Lösung dieses

Problems sinnvoll wären. Beim klinischen Einzelfall wird man, wenn sich eine hypochondrische Entwicklung an die Ausbildung eines Konversionssymptoms anschließt,
zwar einmal vermuten können, daß die unbewußt-final zu verstehende Bedeutsamkeit
der Symptomwahl auch bis in die Hypochondrie hinein weiterhin ihre Geltung behält.
Die hypochondrische Einstellung als solche ist jedoch etwas psychologisch Eigenständiges, so daß sich hier die Frage der Bedeutung von Organ- und Symptomwahl neu
stellt. Im Gegensatz zur Konversionsstörung, in der sich Psychisches in der leiblichen
Störung unmittelbar bedeutungshaltig ausdrückt, wird jetzt die subjektzentrierte Hinwendung zum Leib wesentlich, so daß sich das Problem auf eine andere Deutungsebene verschiebt. Die Focussierung des hypochondrisch-reflexiven Bewußtseins auf bestimmte Leibbereiche unterliegt nicht von vornherein derselben Sinngebung wie die
„Umsetzung" psychischer Spannung in die Funktionsstörung selbst, denn es handelt
sich hier um ein anderes repräsentationales Niveau der leiblichen Gegebenheit. —
Ähnliches gilt auch für die psychosomatischen Störungen. Ihr Sinnbezug läßt sich
zwar nicht in gleicher Weise wie bei den Konversionsstörungen aus der Dynamik ihrer
mehrdeutigen motivationalen Determination und in der Nähe zu den Vorgängen des
psychischen Primärprozesses verstehen; er ist ungleich schwerer zu erfassen, zumal
vegetative und humorale Zwischenglieder die Umsetzung psychischer Energie ins
Somatische vermitteln. Aber auch die Hypothesen einer Konflikt- oder Persönlich-
keitsspezifität der psychosomatischen Organwahl oder Vorstellungen eines dispositio-
nellen psychosomatischen Reaktionsmusters (im Sinne von GRINKER) liegen auf einer
anderen Ebene der Interpretation als die Frage der hypochondrischen Bedeutsamkeit
des Leibes in seiner besonderen perspektivischen Profilierung. Bei der Hypochondrie
sind der Leib oder Teilbereiche des Leibes weder unbewußtes Ausdrucksorgan genitaler
oder aggressiver Antriebe noch das Erfolgsorgan psychophysiologischer Reaktionen.
Es ist vielmehr die besondere reflexive Einstellung zum eigenen libidinös übersetzten
Leib, welche das Eigentliche der Hypochondrie ausmacht. Die Betonung des subjektzentrierten Körpererlebens legt nun aber auch bei der Hypochondrie die Frage nahe,
welche Sinnbezüge diesem inhärent sind oder allgemeiner: welchen Bedeutungshinter-
grund Leibbereiche, Symptome und Krankheitsvorstellungen beim Hypochonder
haben.

Was wir in der vorliegenden Untersuchung unter Bedeutung oder Sinnbezug verstehen wollen, ist sprachpsychologisch zu verstehen und hängt eng mit unserer experimentellen Methodik und ihrer theoretischen Begründung zusammen. Wir gehen dabei,
indem wir von Voraussetzungen der psychoanalytischen Bedeutungskonzepte völlig
absehen, von der Wort-Bedeutung eines Leibbereiches wie Kopf, Rücken, Bauch oder
Herz aus, wie diese im Sprachgebrauch und Sprachverständnis benutzt wird. Unser
Ausgangspunkt ist dabei nicht der designative Sinn der Wörter, sondern das sprachlich
bedeutungssetzende Verhalten, das mit dem Gebrauch von Worten verbunden ist.
Wenn wir nach der Bedeutung eines Wortes wie Kopf, Rücken oder Bauch fragen, so
meinen wir damit die Frage nach dem Sprachgebrauch des Wortes oder in der kurzen
Formulierung von WITTGENSTEIN: „Die Bedeutung eines Wortes ist ein Gebrauch in
der Sprache" (zit. [47]). In einem weiteren Verständnis würde man eine Wortbedeutung nicht nur aus dem sprachlichen Gebrauch und damit auch aus dem sprachlichen
Kontext begreifen können, sondern man wird auch auf den Sprachbenutzer rekur-
rieren. Bedeutung heißt dann soviel wie alles das, was sich im Umfeld eines Wortes
und des Aussprechens oder Verstehens eines Wortes an psychologischen Ereignissen

abspielt. Diese Grundposition der neueren Sprachpsychologie (vgl. [47]) kann auch operationalistisch verstanden werden: Die psychologischen Ereignisse im Umfeld des Sprachgebrauches, das heißt das sprachrelevante Verhalten, werden dann als durch bestimmte Stimulus-Response-Bedingungen hinreichend definiert angesehen.

Im Gegensatz zur Linguistik, die sich mit dem objektiven System und der Struktur der Sprache befaßt, haben wir es mit Sprachverhalten als einem psychischen Vorgang zu tun. Sprachverhalten bedeutet sowohl Sprechen als auch Sprachverstehen, oder anders ausgedrückt: Sprechen ist ein enkodierendes, „intentionales" Verhalten des Sprechenden. Verstehen von Sprache ist ein dekodierendes, interpretatives Verhalten des Hörers [47, 75]. Dabei interessieren uns vor allem die psychologischen Zustände

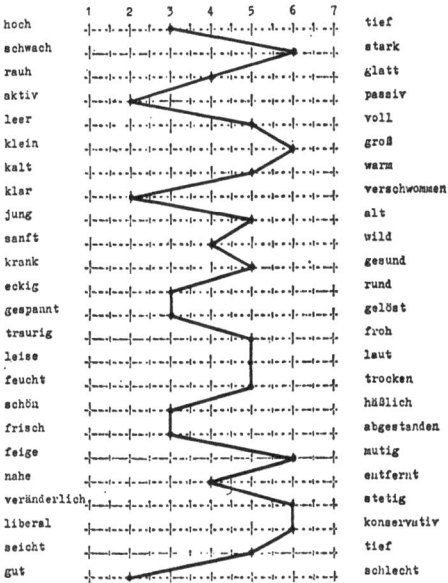

Abb. 28. Semantisches Differential des Begriffes ‚Vater'. Aus der Einstufung dieses Begriffs auf den einzelnen bipolaren Eigenschaftsskalen ergibt sich ein bestimmtes Profil

und Vorgänge, welche intermittierend das Enkodieren und Dekodieren von Sprache vermitteln, um von ihnen aus auf die Bedeutung von Worten wie Kopf, Rücken, Bauch schließen zu können. Die Sprachtheorie von OSGOOD [74, 75], dessen Verfahren des semantischen Differentials wir verwenden wollen, geht nicht von der Bedeutung von Sprachzeichen in ihrer assoziativ-denotativen Verbindung untereinander aus. OSGOOD sieht ihre „konnotative" Bedeutung vielmehr in ihrer Verbindung zu emotionalen und anderen nichtsprachlichen Einstellungen, welche beim Sprachgebrauch als Enkodier- und Dekodier-Habits vermittelnd auftreten. Die konnotative Wortbedeutung, wie sie in diesem Sprachmodell verstanden wird, umfaßt alles das, was emotional bei der Verwendung eines Wortes mit bedeutsam wird und somit zum psychologischen Umfeld des Wortgebrauchs gehört. Diese Unterscheidung von Denotation und Konnotation kann am Beispiel von Synonyma verdeutlicht werden. So bedeuten die Bezeichnungen Vater, Papa, Paps, alter Herr (das Beispiel stammt von HÖRMANN [47]) denotativ dasselbe; dennoch sind sie im Sprachgebrauch nicht beliebig austauschbar, der emotionale Bezug und der besondere psychosoziale Kontext bestimmen die jeweilige Bedeutung eines dieser Worte, und eben dieses ist es, was unter Konnotation eines Wortes zu verstehen ist. Über dieses Verständnis von Konnotation gehen wir jedoch noch hinaus und begreifen als Dekodier- und Enkodier-Habits auch solche physiognomisch-ganzheitliche Erlebnisqualitäten, die einem Wort seinen besonderen Charakter verleihen und einen Hof von Randbedeutungen und Wesenseigentümlichem ausmachen.

OSGOOD [74] hat das Verfahren des *semantischen Differentials* (von HOFSTÄTTER auch Polaritätsprofil genannt) angegeben, um die konnotative Bedeutung von Wörtern und Begriffen zu messen und vergleichen zu können. Dabei werden der Versuchsperson eine Anzahl bipolarer verbaler Responses in Form von bipolaren Eigenschaften wie kalt — warm, langsam — schnell, eckig — rund vorgegeben, innerhalb derer ein Testwort, dessen konnotative Bedeutung bestimmt werden soll, semantisch abzubilden ist, indem das Wort auf jeder dieser bipolaren Eigenschaftsskalen eingestuft wird. Am Beispiel der Abb. 28 ist ersichtlich, wie der Begriff „Vater" im semantischen Differential eingeordnet werden kann, so daß damit ein bestimmtes Profil entsteht. Die emotionalen Vorgänge, die eine Wortbedeutung mit vermitteln, sollen durch die Antworttendenz der Versuchsperson bei der Einstufung eines Wortes im semantischen Differential erfaßt werden. Der Skalierungsraum, der durch eine standardisierte Menge bipolarer Eigenschaftsskalen definiert ist, wird als semantischer Raum verstanden, in dem ein Wort mit seiner konnotativen Bedeutung abgebildet wird. Bei der Verwendung von 24 Skalen, wie wir es in Anlehnung an HOFSTÄTTER (vgl. [46]) tun, ist dieser semantische Raum jedoch nicht durch diese 24dimensionale Mannigfaltigkeit von Eigenschaftspaaren bestimmt, sondern er läßt sich durch Faktorenanalyse der Interkorrelationen der Einzelskalen auf einige wenige Dimensionen reduzieren. Wie OSGOOD u. a. zeigen konnte, ergeben sich dabei mit großer Regelmäßigkeit drei Dimensionen des semantischen Raums: ein Bewertungs-, ein Potenz- und ein Aktivitätsfaktor. Die einzelnen bipolaren Skalen des semantischen Differentials sind mit diesen Faktoren unterschiedlich stark geladen. Dem Bewertungsfaktor entsprechen etwa Skalen wie gut — schlecht, sauber — schmutzig, dem Potenzfaktor Skalen wie groß — klein, stark — schwach, und dem Aktivitätsfaktor Skalen wie schnell — langsam, aktiv — passiv. — Jedes Einzelwort, das im semantischen Differential eingeordnet wird, ergibt ein bestimmtes Profil, und es lassen sich die Profile von Wörtern bzw. Begriffen untereinander mittels einer Ähnlichkeitsanalyse vergleichen. Dieses ist das Vorgehen, um die konnotative „Ähnlichkeit" oder Nähe von Wörtern oder aber ihre „Unähnlichkeit" genauer zu bestimmen und zu messen. Der semantische Raum, der durch die standardisierten bipolaren Eigenschaftsskalen und deren faktorielle Struktur bestimmt ist, ist der Bezugsraum, auf den die Konnotation der Wörter bezogen wird, um diese miteinander vergleichen zu können. Von der OSGOODschen Hypothese ausgehend entspricht die Ähnlichkeit oder Unähnlichkeit von Wörtern, wie sie durch das semantische Differential bestimmbar ist, der Ähnlichkeit oder Unähnlichkeit der emotionalen Prozesse und Einstellungen, die den psychologischen Umkreis des Gebrauchs dieser Wörter ausmachen.

Kritiker gegenüber dem OSGOODschen Vorgehen bringen vor, daß mit dem semantischen Differential nicht die Gesamtbedeutung eines Wortes erfaßt wird und daß es fraglich sei, ob die Dimensionen des semantischen Raums angesichts der willkürlichen Auswahl der Eigenschaftspaare vollständig seien. Dagegen läßt sich aber positiv hervorheben, daß OSGOOD die Bedeutungsähnlichkeit von Worten ausdrücklich auf „affektive Vermittlungssysteme" bezieht.

Selbst wenn diese noch in Richtung auf physiognomische und andere Erlebnisqualitäten beim Sprachverhalten zu erweitern wären, bleibt doch auf jeden Fall die Tatsache, daß das semantische Differential bestimmte psychologische Prozesse im Zusammenhang mit dem Sprachgebrauch mißt, und zwar — wie die hohen Reliabilitäten zeigen — zuverlässig mißt. Auch sprechen viele Befunde dafür, daß es keine bloßen wortassoziativen Zusammenhänge sind, die in das semantische Differential bzw. das semantische Profil eingehen, sondern vielmehr erlebnismäßige Vorgänge und Bestände, welche bei der Vergegenwärtigung eines Wortes oder Gegenstandes wachgerufen werden. Die Dimensionalität des semantischen Raumes ist dagegen noch ein ungelöstes Problem, denn die verwandten bipolaren Eigenschaftsskalen können nicht ohne weiteres als repräsentativ für die Menge aller möglichen Eigenschaftspaare gelten (wie es HOFSTÄTTER annimmt). Auch kann nicht vorausgesetzt werden, daß die Bipolarität der Eigenschaftspaare immer konsistent ist. Diese Einwände besagen aber nichts über die praktische Brauchbarkeit des Verfahrens, welches sich in der experimentellen Sprachforschung sehr bewährt hat, sie machen nur seine theoretischen Begrenzungen deutlich.

Um Näheres über hypochondrische Konzeptbildung und die damit verbundenen repräsentationalen Vorgänge zu erfahren, gehen wir von semantischen Differentialen solcher Begriffe aus, die für die Kranken relevant sein können, und bestimmen deren konnotative Distanz beziehungsweise Ähnlichkeit. Bei der Auswahl geeignet erscheinender Begriffe, die semantisch einzustufen sind, haben wir von Voraussetzungen, wie sie etwa die psychoanalytische Interpretationsweise beinhaltet, ganz abgesehen, um in einem mehr naiven Vorverständnis einige Bedeutungszusammenhänge, die sich ganz auf das Leiberleben beziehen, erfassen zu können. Wir legen uns dabei folgende Fragen vor:

1. Welche konnotativen Beziehungen lassen sich zwischen Leibbereichen wie Rücken, Kopf, Bauch, Herz und Bereichen aktiver Lebensbetätigung feststellen, wie sie durch Begriffe wie Lebenskraft, Küssen, Überarbeitung bezeichnet werden?

2. Läßt sich mittels des semantischen Differentials eine unterschiedliche Ich-Nähe der Leibbereiche und Krankheitsvorstellungen feststellen?

3. Gibt es Anhaltspunkte für einen besonders straffen konnotativen und damit erlebnismäßigen Zusammenhang zwischen „Symptomen" wie Kopfdruck, Schwäche, Blutandrang einerseits und Krankheitsvorstellungen wie Hirntumor, Krebs, Schlaganfall andererseits?

4. Lassen sich Gruppierungen (Cluster) von hypochondrisch bedeutsamen Konzepten semantisch darstellen und diskriminieren, welche damit Rückschlüsse auf abgrenzbare Erlebnisbereiche zulassen?

5. Auf welche einfachste Dimensionen lassen sich die Interkorrelationen zwischen den einzelnen Begriffsprofilen mittels einer Faktorenanalyse zurückführen?

Unsere Absicht ist es dabei, Ansatzpunkte für einen operationalistisch-objektivierbaren Zugang zu diesen Fragestellungen zu finden. Über eine bloß beschreibende Interpretation der mit dem semantischen Differential gewonnenen Profildaten weist dabei die Faktorenanalyse hinaus, da sie hypothetische Faktoren liefert, welche hinter der Vielfalt der Beobachtungsdaten stehen und diese erklären.

2. Allgemeines zum methodischen Vorgehen

Die Untersuchung wurde an den beiden Gruppen von Versuchspersonen durchgeführt, die aus 34 Hypochondern bzw. 34 Nichthypochondern bestehen. Wir verwenden das semantische Differential, wie es HOFSTÄTTER [46] angegeben hat und wie es aus Abb. 28 ersichtlich ist. — Der Versuchsperson werden Formulare mit den vorgedruckten bipolaren Eigenschaftsskalen vorgelegt, und sie wird aufgefordert, jeden der angegebenen Begriffe auf je einem Formular auf den einzelnen Eigenschaftsskalen einzuordnen und dabei möglichst schnell zu arbeiten und sich vom ersten Eindruck leiten zu lassen. Dabei ist zu vermeiden, daß bei der Erstellung eines Profiles Vergleiche mit vorhergegangenen Profilen gezogen werden können. — Als Maß der Ähnlichkeit zweier semantischer Differentiale nehmen wir nach dem Vorschlag von MICKO ([71] sowie mündliche Mitteilung) die Summe der Distanzen zwischen entsprechenden Skalenpunkten $d = \Sigma d_{xy}$. Dieses Distanzmaß entspricht dem Cityblock-Modell von ATTNEAVE (vgl. SIXTL [97]). Wir haben uns für dieses Ähnlichkeitsmaß statt für das Euklidische Distanzmaß $D = \sqrt{\Sigma d_{xy}^2}$ entschieden, da die Annahme der Orthogonalität der semantischen Skalen zueinander nicht von vornherein gerechtfertigt erscheint. Die Verwendung des PEARSON-Korrelationskoeffizienten zwischen je zwei Profilen erschien uns weniger geeignet, da er nur die Kovariation der Skalen, aber nicht ihre tatsächliche Distanz berücksichtigt. Unsere Distanzmaße d, die sich zwischen je zwei Profilen ergeben, lassen sich untereinander direkt vergleichen, ihre Größe gibt Auskunft über die größere oder mindere konnotative Ähnlichkeit zweier Begriffe. Dieses Ähnlichkeitsmaß variiert, da wir mit 24 7stufigen Skalen arbeiten, zwischen den Werten 0 und 144; der Wert 0 bedeutet größte konnotative Nähe zweier Begriffe, der Wert 144 ihre maximale Unähnlichkeit.

Alle im folgenden mitgeteilten Distanzwerte beruhen auf Profil-Mittelwerten, die über alle Versuchspersonen der jeweiligen Untersuchungsgruppe gebildet wurden.

3. Untersuchungen

a) Konnotative Beziehungen zwischen Vorstellungen des Vital- und Krankheitsbereiches

Sowohl die Hypochonder als auch die Nichthypochonder hatten folgende Begriffe im semantischen Differential einzustufen:
Herz, Bauch, Rücken, Kopf;
Lebenskraft, Küssen, Überarbeitung.

Die letzteren Begriffe wurden als Ausdruck bestimmter Vitalbereiche gewählt: Lebenskraft als Ausdruck für Vitalität schlechthin; Küssen als Ausdruck der Geschlechterbeziehung [5]; Überarbeitung als Hinweis auf den Leistungsbereich.

In der Tabelle Abb. 29 finden sich die Distanzmaße dieses Versuches in der Art einer Korrelationsmatrix zusammengefaßt. Bei beiden Untersuchungsgruppen zeigt sich zunächst, daß die semantischen Distanzen und damit die konnotative Beziehung zwischen den Leibbereichen und den Vitalbereichen „Lebenskraft" und „Küssen" recht enge sind, während zum Begriff „Überarbeitung" erwartungsgemäß eine verhältnismäßig große semantische Distanz besteht. Wichtiger erscheint der Vergleich der beiden Untersuchungsgruppen. Zunächst fällt dabei auf, daß die Beziehung zwischen Herz, Bauch, Rücken einerseits und der Lebenskraft andererseits bei den Hypochondern eine viel engere ist als bei der Kontrollgruppe (die semantischen Distanzen zum Konzept „Küssen" entsprechen dagegen einander in beiden Gruppen weit-

---

[5] Der Beginn der Versuche liegt bereits mehrere Jahre zurück, als man bei Versuchspersonen noch stärkere psychische Widerstände gegenüber sexuellen Vorstellungen voraussetzen konnte als heute. Deshalb wurde nicht der eindeutigere Begriff „Geschlechtsverkehr" genommen, der sicherlich angebrachter gewesen wäre.

gehend). Daraus kann geschlossen werden, daß bei Hypochondern eine besonders enge erlebnismäßige und affektive Beziehung zwischen der Vorstellung von Leibbereichen (der Kopf macht hier eine Ausnahme) und der Vorstellung von Vitalität besteht. Dieser Befund paßt zu der Beobachtung, daß Hypochonder das subjektive Erleben ihres Leibes eng mit der Vorstellung von Vitalität und deren Gefährdungen asso-

	Kontrollgruppe			Hypochondergruppe		
	Über-arbeitung	Lebens-kraft	Küssen	Über-arbeitung	Lebens-kraft	Küssen
Kopf	37,8	10,9	11,7	23,3	9,2	16,5
Herz	44,7	13,8	10,6	33,0	6,5	9,2
Bauch	30,0	21,5	15,4	25,4	10,2	13,8
Rücken	34,2	13,7	13,4	24,2	7,5	16,4
Kopf krank				19,6	27,3	36,0
Herz krank				15,4	18,7	25,4
Bauch krank				9,9	29,4	38,1
Rücken krank				9,2	28,7	38,0

Abb. 29. Semantische Distanzen zwischen Leib- und Vitalbereichen

ziieren. Die Übersicht zeigt weiterhin, daß die Leibbereiche (am geringsten der Bauch) bei den Hypochondern eine engere Beziehung zum Begriff der Überarbeitung aufweisen, als es bei den Nichthypochondern der Fall ist. Dieses leuchtet ohne weiteres ein, wenn man sich vergegenwärtigt, wie verbreitet die hypochondrische Vorstellung ist, daß Arbeit und insbesondere Überarbeitung den Leib schwächt. Besonders markant wird dieser Befund, wenn wir die Distanzen für die Leibbereiche und die Überarbeitung von denjenigen Hypochondern auftragen, welche die Leibbereiche als krank bezeichnen (unterer Teil der Übersicht). Hier zeigt sich die enge erlebnismäßige Beziehung zwischen geschwächtem, kranken Körperbereich und dem Leistungsbereich, wie er — wenn auch bereits in negativer Formulierung — durch das Konzept der Überarbeitung dargestellt wird. Einen gegenteiligen Befund finden wir für die Begriffe Lebenskraft und Küssen, die zu den als krank bezeichneten Leibbereichen in eine größere semantische Distanz rücken. Wenn die Hypochonder die Leibbereiche auch grundsätzlich in engerer Beziehung zu den Konzepten Lebenskraft und Küssen erleben als die Kontrollpersonen, so kehrt sich dieses Verhältnis um, sobald diese Leibbereiche als krank erlebt werden. Dieses läßt sich noch verdeutlichen, wenn wir die semantischen Profile in graphischer Darstellung miteinander vergleichen. So sehen wir Abb. 30, wie sich die Profile für „Überarbeitung" und „Rücken" von der Kontrollgruppe zur Hypochondriegruppe bereits etwas angleichen; für das Konzept des kranken Rückens kommt es jedoch zu einer weitgehenden konnotativen Ähnlichkeit mit der Vorstellung von Überarbeitung.

Insgesamt ergibt sich damit, daß sich Konzepte, die für das hypochondrische Erleben relevant sind, semantisch differenzieren lassen und daß sich eine konnotative Profilierung dieser Konzepte untereinander darstellen läßt, welche Rückschlüsse auf ihren erlebnismäßig-affektiven Zusammenhang erlaubt. Hier finden sich deutliche Unterschiede zwischen beiden Untersuchungsgruppen.

7 Hypochondrie

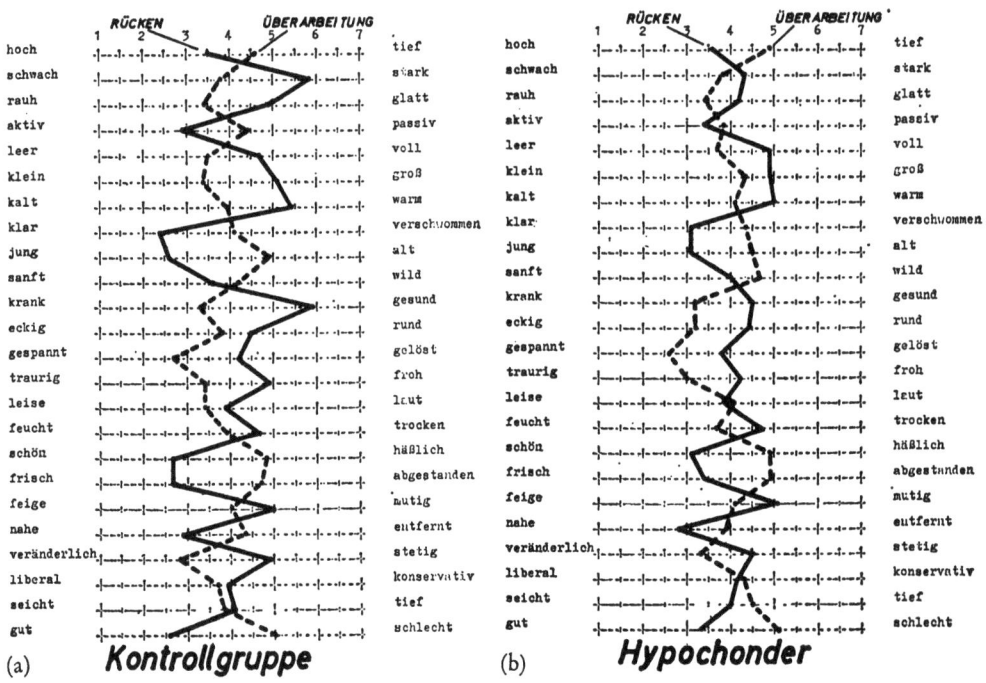

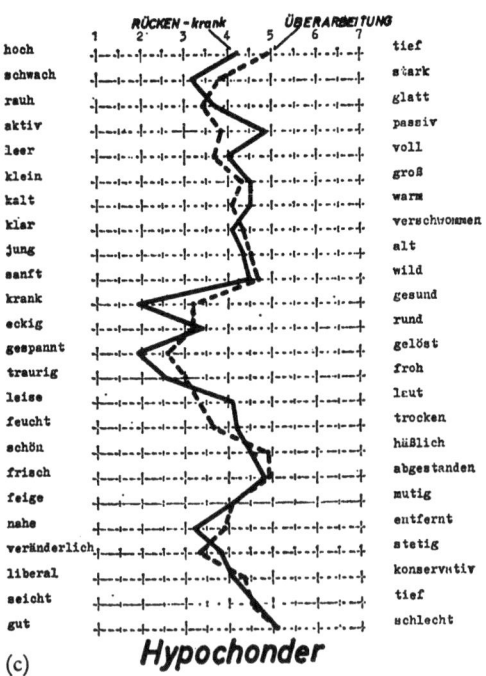

Abb. 30 a—c. Ähnlichkeitsvergleich semantischer Profile. Die Konzepte Rücken und Überarbeitung sind bei den Hypochondern (b) ähnlicher als bei den Kontrollpersonen (a). Für die
Hypochonder ist das Konzept des kranken Rückens jedoch semantisch nahezu identisch mit
dem der Überarbeitung (c)

b) Ich-Nähe hypochondrischer Konzepte

Zur Klärung der Frage, mit welcher *Ich-Nähe* Leibbereiche, Symptom- und Krank-heitsvorstellungen erlebt werden, wurden bei beiden Untersuchungsgruppen seman-tische Differentiale folgender weiterer Begriffe gewonnen und mittels des Distanz-maßes *d* zueinander in Beziehung gesetzt:

Ich; Schwäche, Kopfdruck, Beengung;

Krebs, Herzleiden, Hirntumor, Schlaganfall;

„Kranker", „Gesunder" (wir ließen je eine Abbildung eines Kranken bzw. Gesunden im semantischen Differential beschreiben).

	I c h	
	Kontroll-gruppe	Hypochonder
Herz	12,2	11,9 (krank 14,7)
Bauch	14,1	7,7 (krank 25,8)
Rücken	9,7	5,7 (krank 24,4)
Kopf	7,5	6,4 (krank 21,7)
Lebenskraft	10,0	7,4
Küssen	8,9	14,9
Überarbeitung	37,3	25,1
Schwäche	49,6	27,0
Kopfdruck	40,1	24,6
Beengung	39,4	26,8
Blutandrang	26,6	22,1
Krebs	45,8	35,6
Herzleiden	42,9	31,9
Hirntumor	42,3	35,5
Schlaganfall	44,9	34,4
Gesunder	12,6	25,2
Kranker	48,0	41,9

Abb. 31. Ich-Nähe von hypochondrisch relevanten Begriffen

Die für beide Untersuchungsgruppen ermittelten Distanzwerte finden sich in der Übersicht Abb. 31. Dabei fällt zunächst auf, daß alle Leibbereiche sowohl von Hypo-chondern als auch Nichthypochondern in besonderer Ich-Nähe erlebt werden, denn die Distanzen sind gering. Ein Gruppenunterschied findet sich für „Rücken" und „Bauch", die von den Hypochondern als ichnäher empfunden werden. Dieses Bild ändert sich drastisch, sobald wir die Ichnähe der von den Hypochondern als krank bezeichneten Leibbereiche betrachten (Ziffern in Klammern). Jetzt stehen alle Leibbereiche, und zwar vor allem Bauch, Rücken und Kopf in viel weiterer Ich-Distanz, vielleicht ein Hinweis auf die objektivierende Weise des reflexiven Bezogenseins auf den Leib, wo-durch die als krank oder gefährdet erlebten Körperbereiche aus einer unbefangenen Ichnähe in eine distanzierte Vereinzelung geraten. Mit dem Betroffensein einzelner Leibbereiche treten diese zwar in einer Art von hypochondrischem Relief aus dem Leibganzen heraus, gleichzeitig werden sie aber — trotz des ängstlichen Interesses, welches sich auf sie richtet — als quasiobjektiv und damit ichferner erlebt. Der kranke Leib ist jetzt weniger „Teil" des Ich als vielmehr etwas, was man zum Objekt hat [6].

---

[6] Diese vermehrte Ich-Ferne des hypochondrisch betroffenen Leibes hatte bereits Schil-der angenommen [91].

Bemerkenswert ist weiter, daß Symptome wie Kopfdruck, Schwäche und Beengung bei den Hypochondern in größerer Ich-Nähe stehen, weniger ausgeprägt findet sich dieses für Krankheitsvorstellungen. Vor allem fällt aber ein Befund in die Augen, daß nämlich die Vorstellung des „Kranken" von den Hypochondern nicht wesentlich ich-näher empfunden wird als von den Kontrollpersonen, während dagegen die Vorstellung des „Gesunden" in eine deutlich größere Distanz zum Ich rückt. Hieraus mag der Schluß gezogen werden können, daß der Hypochonder die Identifikation mit dem Kranken innerlich abwehrt und daß er vielmehr das Nicht-gesund-Sein, die Privation des Gesunden als das Zentrale erlebt. Er scheint die Krankenrolle nicht ohne weiteres für sich zu adoptieren, sondern distanziert sich umgekehrt eher von der Vorstellung des Gesundseins.

c) Hinweisstärke von Symptomen auf Krankheiten

Wir hatten uns die Frage vorgelegt, welche erlebnismäßige Beziehung zwischen Krankheitssymptomen und Krankheitsvorstellungen sich mittels des semantischen Differentials darstellen lassen. Diese Frage ist noch in einer weiteren Bedeutung zu sehen. Das primär von den Hypochondern am Leib Erlebte sind Leibempfindungen, welche einen ängstigenden Signalcharakter haben; diese werden erst durch die Beziehung auf bestimmte Krankheiten zu Krankheitszeichen oder Symptomen im engeren Sinne. Es läßt sich nun fragen, mit welcher Stringenz die Informationen aus dem Leibbereich den Kranken auf bestimmte Krankheitsvorstellungen verweisen, welchen Informationswert haben die Leibempfindungen bezüglich solcher Krankheitsvorstellungen. In umgekehrter Betrachtung kann die Krankheit als die Quelle aufgefaßt werden, welche die Leibsensation hervorbringt, so daß sich nun die Frage stellt: Wie stark ist die erlebnismäßige Beziehung der Leibempfindung zu ihrer Quelle, inwieweit

	Krebs	Herz-leiden	Hirn-tumor	Schlag-anfall	Über-arbeitung	
Schwäche	16,6	13,5	17,7	13,0	9,5	
Kopfdruck	13,2	9,3	13,3	10,4	9,7	
Beengung	14,8	8,7	15,3	10,6	7,1	Hypochonder
Blutandrang	20,1	13,4	19,2	16,3	10,0	
Überarbeitung	16,5	10,8	16,6	13,5	—	
Schwäche	20,0	15,7	22,3	18,3	16,7	
Kopfdruck	7,5	7,8	7,6	10,8	13,8	
Beengung	8,6	5,7	7,7	9,5	13,5	Kontrollgruppe
Blutandrang	23,2	20,7	19,7	23,1	17,9	
Überarbeitung	17,5	13,0	18,0	15,6	—	

Abb. 32. Hinweisstärke von Symptomen auf Krankheiten

dekodiert der Hypochonder die aus dem Leib empfangenen Signale als Zeichen der konkreten Krankheit. Es handelt sich dabei um das Problem der Hinweisstärke oder der sogenannten Quellenglaubwürdigkeit (source credibility), mit der Informationen auf die Informationsquelle verweisen oder anders ausgedrückt: es geht um die Möglichkeit, zwischen Signal und Quelle differenzieren und diskriminieren zu können (vgl. [83, 104]). Konkret würde dieses bedeuten, ob beispielsweise „Blutandrang" ein Signal ist, welches mit mehr oder weniger starker subjektiver Evidenz auf den „Schlaganfall" verweist, oder ob der Kranke in der Lage ist, zwischen der Leibinformation und ihrer möglichen Quelle ausreichend unterscheiden zu können. Zur Untersuchung der *Hinweisstärke* von Körperbeschwerden kann das semantische Differential in gleicher Weise wie bisher verwandt werden, das Distanzmaß *d* zwischen Information und Informationsquelle ist dann ein Maß für den Hinweischarakter der Information. Je kleiner *d* ist, desto enger ist der Zusammenhang zwischen Signal und Quelle. Die semantischen Distanzen zwischen Leibsensationen und Krankheitsvorstellungen finden

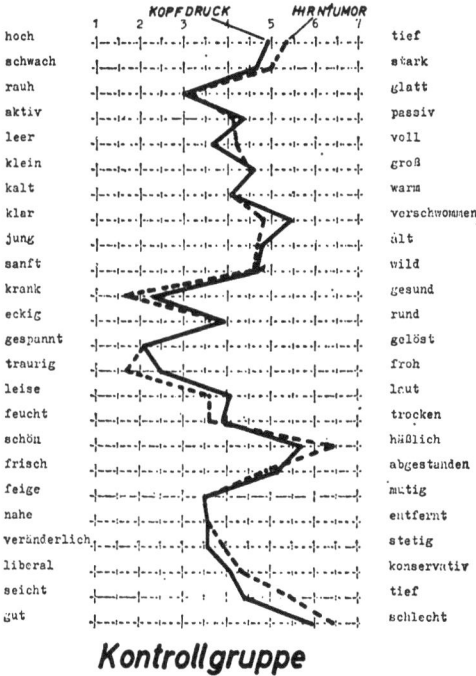

Kontrollgruppe

Abb. 33. Profilähnlichkeit von Kopfdruck und Hirntumor als Ausdruck der Hinweisstärke des Symptoms auf die Krankheit. Bereits bei den Kontrollpersonen ist die Hinweisstärke eine außerordentlich hohe

sich in Abb. 32. Dabei haben wir den Begriff „Überarbeitung" sowohl unter die Symptome als auch die Krankheiten gerechnet, da er häufig äquivok benutzt wird und im alltäglichen Sprachgebrauch sowohl Krankheit, als auch Krankheitsursache und schließlich auch ein diffuses Beschwerdebild bedeuten kann. Bei dieser Fragestellung gingen wir zunächst von der hypothetischen Erwartung aus, daß Hypochonder durch Leibempfindungen strikter auf bestimmte Krankheitsvorstellungen verwiesen werden als Nichthypochonder. Wie aus der Tabelle ersichtlich ist, läßt sich diese Hypothese in dieser Allgemeinheit nicht stützen. Die Distanzwerte sind für beide Gruppen relativ klein, so daß für beide gesagt werden kann, daß die Hinweisstärke von Symptomen auf Krankheiten an sich groß ist. Dieses kann unmittelbar aus der Profilähnlichkeit etwa für „Kopfdruck" und „Hirntumor" abgelesen werden (Abb. 33). Die Hinweisstärke der Leibempfindungen ist bei den Hypochondern aber nicht generell größer als bei den Kontrollpersonen, sondern vielfach sogar geringer, auch für eine so naheliegende Symptom-Krankheits-Verbindung wie Kopfdruck —

Hirntumor. Wenn auch grundsätzlich bei Hypochondern wie Gesunden ein enger semantischer Zusammenhang zwischen Körpersensation und konkreter Krankheit zu konstatieren ist, so vermögen Hypochonder Signale aus dem Leib doch nicht wesentlich leichter als Krankheitssymptom zu dekodieren als die Kontrollpersonen. Dieses ist ein überrraschender Befund, da man bei einem Leibsignal wie Kopfdruck oder Beengung vermuten würde, daß der Hypochonder sich durch sie eher auf die Vorstellung eines Hirntumors oder Herzleidens verweisen läßt als eine gesunde Kontrollperson. Wie kann dieses unerwartete Ergebnis interpretiert werden? Zunächst wird man berücksichtigen müssen, daß die Profilähnlichkeit zwischen Leibempfindungen (Symptomen) und Krankheiten bei beiden Untersuchungsgruppen bereits sehr groß ist, Symptome verweisen also allgemein schon mit großer Glaubwürdigkeit auf die Krankheitsquelle. Dennoch ist es auffallend, daß bei manchen Leibempfindungen (vor allem Kopfdruck und Beengung) die Hypochonder sich weniger strikt auf entsprechende Krankheiten verwiesen erleben als die Kontrollpersonen. Für den Hypochonder haben Leibsensationen zwar an sich einen hohen Signalwert, indem sie auf Gefährdung des vitalen Seins schlechthin verweisen und Angst hervorrufen. Ihr Informationswert bezüglich einer festumrissenen Krankheitsvorstellung kann dabei aber doch ein geringerer sein als bei Gesunden. Dieses mag darauf schließen lassen, daß er allzu konkrete Krankheitskonzepte und das darin liegende Gefahrenmoment eher abwehrt (so wie man es im klinischen Gespräch nicht selten erlebt, daß der Kranke Krankheitsbefürchtungen verbal umkreist, ohne das Wort Krebs oder Herzinfarkt auszusprechen). Auch ist daran zu denken, daß viele Hypochonder ihre Beschwerden wenig eindeutig und präzise beschreiben und sie von einem diffusen Empfinden des Mißbehagens schwer abgrenzen können, so daß auch dadurch ihr Hinweischarakter auf konkrete Krankheiten undeutlicher als bei Kontrollpersonen bleiben kann. Eine Auffälligkeit muß noch hervorgehoben werden: die Hinweisstärke der Körpersymptome auf „Überarbeitung" ist bei den Hypochondern durchgehend größer als bei der Kontrollgruppe. Dieses kann dadurch erklärbar sein, daß Überarbeitung ein sehr vager Krankheitsbegriff ist, so daß die psychische Abwehr gegenüber klar abgegrenzten, konkreten Krankheitsvorstellungen hier weniger durchgreift. Überarbeitung wird zwar auch als gefährdend erlebt, aber noch nicht in solcher Unmittelbarkeit wie Krebs oder Hirntumor.

d) Cluster der hypochondrisch relevanten Begriffe

Es interessieren uns nicht nur die konnotativen Beziehungen zwischen einzelnen Vorstellungen, um deren erlebnismäßige Nähe zu untersuchen, sondern wir fragen jetzt viel allgemeiner: Lassen sich bei den semantisch untersuchten Begriffen wie Leibbereichen, Symptomen, Krankheiten in sich zusammenhängende semantische Gruppierungen oder Cluster feststellen? Gehören einzelne dieser Begriffe konnotativ enger zusammen, so daß sich damit in sich geschlossene repräsentational-erlebnismäßige Bereiche voneinander abgrenzen lassen?

Methodisch gehen wir von einer Matrix der semantischen Distanzen aller untersuchten Begriffe aus und unterziehen diese einer *Cluster-Analyse*. Entsprechend dem Vorgehen von HOFMAN [45] nehmen wir als Distanzmaß jetzt das Euklidische Distanzmaß $D^2 = \Sigma\, d_{xy}^2$. Die Matrix der Distanzwerte wird zunächst einer Transformation unterzogen, und zwar nach folgender Formel:

$$D_n = \sqrt{\frac{D_i^2}{\Sigma D^2}}$$

Damit wird die Verteilung der Distanzwerte symmetrisch gemacht und einer Normalverteilung angenähert. Die transformierte Distanzmatrix kann unmittelbar clusteranalysiert werden, indem alle diejenigen Begriffe aufgesucht werden, deren semantische Distanz zueinander unterhalb einer bestimmten „kritischen" Distanz bleibt. HOFMAN schlägt als kritische Distanz, welche die Cluster abgrenzen soll, die Mutungsgrenze des Distanzenmittelwertes auf dem 10%-Niveau der Signifikanz vor. Wir erweitern dieses Vorgehen dadurch, daß wir verschiedene Clusterumfänge durch unterschiedliche kritische Distanzen definieren, und zwar vermittels der Mutungsgrenzen des Distanzmittelwertes auf den Signifikanzniveaus von 10%, 15%, 20%, 25% und 30%. Damit erhalten wir Begriffscluster von unterschiedlicher semantischer Weite, oder anders formuliert, außer den Kernclustern (auf dem 10%-Niveau der Mutungsgrenzen) ergeben sich weiter gefaßte Bereiche oder Zonen semantischer Zusammengehörigkeit, welche sich um die Kerncluster herumlagern.

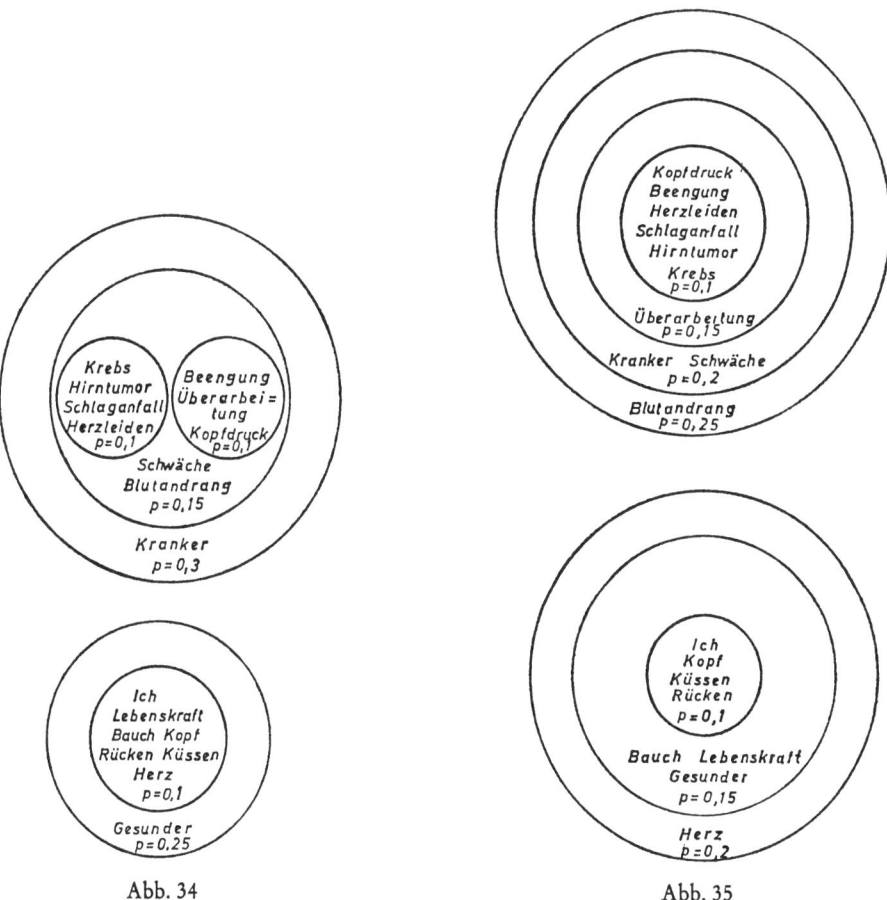

Abb. 34.   Abb. 35.

Abb. 34. Semantische Bereiche (Hypochondergruppe). Die Clusteranalyse ergibt zwei große, voneinander gut differenzierte Cluster, welche einen Krankheitsbereich einerseits, einen Leib- und Vitalbereich andererseits umschließen. Der Krankheitsbereich weist zwei getrennte Kern-Cluster auf: Krankheiten und Symptomvorstellungen

Abb. 35. Semantische Bereiche (Kontrollgruppe). Ähnlich wie bei den Hypochondern finden sich ein Krankheits- und ein Leib- und Vitalbereich. Innerhalb des Krankheitsbereiches ist der Kerncluster in sich geschlossener als bei den Hypochondern

Aus der transformierten Distanzmatrix (siehe Tabelle I und II im Anhang) lassen sich für beide Untersuchungsgruppen Cluster und Bereiche semantischer Zugehörigkeit ermitteln, wie sie in Abb. 34 und 35 dargestellt sind. Die engste konnotative Beziehung zueinander haben die Begriffe, die auf dem 10%-Niveau ($p = 0.1$) zusammengefaßt sind, diese bilden die eigentlichen Kern-Cluster. Bereits auf den ersten Blick fällt als Gemeinsames beider Untersuchungsgruppen auf, daß Krankheits- und Symptomvorstellungen einen semantischen Bereich bilden, der sich scharf von dem Leib- und Vitalitätsbereich abhebt, welcher einen eigenen semantischen Cluster bildet. Bemerkenswert ist die Profilierung innerhalb des Krankheiten-Symptomen-Bereiches. Bei den Hypochondern bilden Krankheiten und Symptome getrennte Kerncluster, Krankheitsvorstellungen und Körpersymptome sind bei ihnen unterschiedliche konnotative und damit erlebnismäßige Bereiche. Bei den Nichthypochondern gehören dagegen Symptome und Krankheiten enger zusammen, hier sind beide Vorstellungsbereiche weniger streng konnotativ getrennt. Dieses entspricht ganz dem Befund des vorangegangenen Abschnitts, daß die Hinweisstärke von Symptomen auf Krankheiten bei Hypochondern lockerer als bei den Kontrollpersonen ist.

Beiden Untersuchungsgruppen ist hingegen wieder gemeinsam, daß die Begriffe Schwäche, Kranker und Blutandrang in eine Außenzone dieses semantischen Bereichs rücken. Das Auffallende daran ist vor allem, daß die Vorstellung des Kranken so geringe Beziehungen zu konkreten Krankheits- und Symptomvorstellungen hat, der Kranke wird eher mit „Schwäche" identifiziert. — Für den zweiten größeren semantischen Bereich, den man auf Grund der damit erfaßten Begriffe als Leib- und Vitalbereich bezeichnen kann, ergibt sich als einziger Gruppenunterschied, daß bei der Hypochondergruppe der Kerncluster dichter besetzt ist, da Begriffe wie Lebenskraft, Herz und Bauch mit einbezogen sind, und daß bei den Hypochondern die Vorstellung des Gesunden in größere Distanz zum Vitalbereich rückt.

e) Faktorenanalyse der hypochondrisch bedeutsamen Begriffe

Die Faktorenanalyse eines Datenkörpers ermöglicht es, einfachste Dimensionen zu ermitteln, auf die die gemeinsame Varianz der einzelnen Variablen zurückzuführen ist, und somit Ordnungsgesichtspunkte aufzufinden, die hinter den Beziehungen zwischen den Einzelvariablen stehen. Gerade solche Variablen, deren Interkorrelationen zunächst verwirrend und unübersichtlich erscheinen, lassen sich damit klassifizieren und durch relativ wenige Faktoren „erklären", welche aus den Daten selbst nicht unmittelbar erkennbar wären. So liegt der besondere Wert der Faktorenanalyse darin, zur psychologischen Hypothesenbildung direkt beitragen zu können. Wir gehen von den über die Versuchspersonen gemittelten semantischen Profilen aller 18 untersuchten Begriffe bzw. ihren Interkorrelationen aus und führen eine Faktorenanalyse nach der Hauptachsenmethode mit anschließender Varimax-Rotation durch [7]. Die Faktorenmatrix (nach 10 Kommunalitäteniterationen) findet sich für beide Untersuchungsgruppen getrennt in Tab. III im Anhang. Von 6 extrahierten Faktoren sind nur die

[7] Die Faktorenanalyse wurde von Herrn Dipl.-Psych. Jörg Weidelt im Rechenzentrum für die Institute der Universität Göttingen und der Max-Planck-Gesellschaft zur Förderung der Wissenschaften gerechnet, und zwar nach dem PAFA-Programm des DRZ in Darmstadt (Autoren: P. Schnell u. F. Gebhardt). Herrn Weidelt danke ich sehr für seine freundliche Hilfsbereitschaft.

ersten drei angegeben, da sie schon einen Varianzanteil von 94,1% bzw. 93,6% erklären und dem Faktor III bereits ein Eigenwert von unter 1 entspricht. Die nach dem
Varimax-Prinzip rotierten Matrices der ersten 3 Faktoren sind in Tab. IV und V des
Anhangs wiedergegeben [8]. Wie ein Blick auf diese Tabellen zeigt, ist der Faktor I bei
der Hypochondriegruppen offenbar mit Faktor II bei der Kontrollgruppe identisch

Faktor I (entspricht Faktor II bei der Kontrollgruppe)

Variable	Ladung (nur über .35)	
	Hypochonder	Nicht-hypochonder
Kopfdruck	.9496	.8877
Beengung	.9458	.9034
Herzleiden	.9441	.8106
Blutandrang	.9134	.7986
Schlaganfall	.8998	.8067
Hirntumor	.8822	.9347
Krebs	.8712	.8679
Überarbeitung	.8680	.6099
Schwäche	.7315	—
Kranker	.4680	.5189
Gesunder	—.4605	—.4480
Küssen	—.4556	—

Faktor II (entspricht Faktor I bei der Kontrollgruppe)

Variable	Ladung (nur über .35)	
	Hypochonder	Nicht-hypochonder
Kopf	.9730	.9363
Ich	.9539	.9214
Rücken	.9240	.8937
Lebenskraft	.8993	.9008
Bauch	.8946	.8728
Herz	.8816	.9554
Küssen	.8155	.9196
Gesunder	.7067	.8524
Kranker	—.5521	—.7092
Schwäche	—.3634	—.8161
Überarbeitung	—	—.5981
Herzleiden	—	—.5407
Schlaganfall	—	—.4639
Krebs	—	—.4532
Kopfdruck	—	—.4089
Beengung	—	—.3957

Abb. 36. Ladung der Variablen auf den ersten beiden Faktoren

---

[8] Zum besseren Vergleich bei der Interpretation der Faktoren wurde das Vorzeichen der
Faktorladung für den Faktor I bei beiden Untersuchungsgruppen umgekehrt. — Die auffallende Gruppierung der Variablen nach ihren Faktorladungen beruht darauf, daß die Begriffe auf Grund der Clusteranalyse bereits vorweg nach Krankheits- und Vitalbegriffen
geordnet wurden.

und umgekehrt. Wenn wir im folgenden von Faktor I bzw. II sprechen, so meinen wir den entsprechenden Faktor der Hypochondriegruppe.

Zur Interpretation der Faktoren I und II sei auf die Tabelle Abb. 36 verwiesen, welche alle Variablen zusammenfaßt, welche eine starke Ladung auf diesen beiden Faktoren aufweisen. Für Faktor I läßt sich feststellen, daß alle Krankheitsvorstellungen und Körperbeschwerden mit ihm stark geladen sind, eine geringere negative Ladung zeigen die Vorstellung des Gesunden und des Küssens. Man wird diesen Faktor als einen *leiblichen Gefährdungsfaktor* oder einen *Krankheitsfaktor* deuten können. Die beiden Untersuchungsgruppen unterscheiden sich bezüglich dieses Faktors nicht auffallend; lediglich „Schwäche" ist bei den Nichthypochondern kaum mit diesem Faktor geladen. — Auf dem Faktor II laden das Ich und die Leib- und Vitalvorstellungen besonders stark, und zwar wiederum in beiden Gruppen in ähnlicher Weise. Er umfaßt also in besonderem Maße die leibbezogene Subjektivität oder das „Ich als Leib" in seinem vitalen Eigenmächtigsein. Dieser Faktor könnte deshalb als ein *Faktor des vital-leiblichen Selbst*, als *subjektiver Vitalfaktor* interpretiert werden. Im Gegensatz zur Hypochondergruppe zeigt sich, daß bei der Kontrollgruppe auch viele Krankheits- und Beschwerdevorstellungen eine hohe negative Ladung auf diesem Faktor haben, wobei „Schwäche" sogar besonders hoch mit diesem Faktor geladen ist, und zwar im Kontrast zum Faktor I. Man könnte diesen Befund so deuten, daß Vorstellungen von Krankheit und Schwäche bei Nichthypochondern eine stärkere konträre Beziehung zur subjekthaften Vitalität haben, wie sie durch den Faktor II repräsentiert wird, daß sie bei Hypochondern dagegen mehr durch den Gefährdungsfaktor I zusammengehalten und „erklärt" werden. — Der Faktor III ist schwieriger und nur mit Vorbehalt zu interpretieren. Bei den Hypochondern laden auf ihm vor allem Schwäche, Herz, Kranker und Gesunder, bei den Nichthypochondern Schwäche, Blutandrang (von den Versuchspersonen häufiger nicht als Symptom, sondern als Zeichen kraftvoller Anstrengung gewertet) und Kranker. Man könnte deshalb daran denken, diesen Faktor im Sinne einer *Bewertung* von vitaler Kraft und Aktivität zu deuten, denn es fällt an ihm vor allem die Polarisierung zwischen stark — schwach und gesund — krank auf, ohne daß jedoch eigentliche Krankheits- oder Symptomvorstellungen auf ihm stark laden.

Das Ergebnis der Faktorenanalyse kann als eine Ergänzung zur Clusteranalyse des vorangegangenen Abschnitts gewertet werden. Insgesamt kann danach gesagt werden, daß Krankheits- und Symptomvorstellungen bei beiden Untersuchungsgruppen zwar auf einen vitalen Gefährdungs- und Krankheitsfaktor bezogen sind und dadurch klassifiziert werden, daß diese Vorstellungen bei den Nichthypochondern darüber hinaus aber auch mit den Leib- und Vitalvorstellungen durch den Faktor des vitalen Selbst verknüpft sind. Diese Verknüpfung mit dem Ich als vitalem Selbst ist bei den Hypochondern viel weniger deutlich, bei ihnen sind Krankheiten und Symptome in sich geschlossener konzipiert und in engerer Weise auf den Gefährdungsfaktor bezogen.

4. Zusammenfassung

Die Untersuchung konnotativer Beziehungen zwischen hypochondrisch relevanten Begriffen wie Leibbereichen, Symptomen und Krankheiten sollte Ansatzpunkte dafür aufzeigen, wie eine Bedeutungsanalyse solcher Konzepte und damit eine Analyse ihres psychologischen Umfeldes experimentell angegangen werden kann, ohne daß allzu viele sinndeutende Annahmen vorweg gemacht werden müßten, welche als Prämissen die weiteren Überlegungen unnötig belasten. So läßt sich eine in sich relativ differenzierte „Landschaft" von Begriffs-Konnotationen und damit auch der damit verknüpften erlebnismäßigen Vorgänge erstellen, und zwar basierend auf den semantischen Ähnlichkeiten zwischen den untersuchten Einzelbegriffen. Vor allem die Clusteranalyse der semantischen Beziehungen und ihre Faktorenanalyse erlauben es, in sich geschlossene Bedeutungszonen des Krankseins einerseits und der subjektiven Vitalität andererseits voneinander abzugrenzen. Weitere Ansatzpunkte für eine semantische Untersuchung ergaben sich aus der Frage der Ich-Nähe von Leibbereichen und anderer hypochondrisch bedeutsamer Begriffe und aus der Frage, mit welcher Stringenz Leibempfindungen und Beschwerden auf bestimmte Krankheiten verweisen, so daß sie zu Symptomen im engeren Sinne werden, oder wie glaubwürdig Körpersensationen bezüglich einer Krankheitsquelle erlebt werden können. Bemerkenswert ist, daß die Hypochonder sich nicht so unmittelbar mit der Vorstellung des Kranken identifizieren, wie man es erwarten kann, sie distanzieren sich vielmehr reziprok vom Gesundsein. So haben Leibsensationen für sie auch im allgemeinen keinen strikteren Hinweischarakter auf konkrete Krankheiten als für die Kontrollpersonen; die Beziehung zwischen Symptom und Krankheit ist bei ihnen eher diffuser. Dem entspricht das Ergebnis der Clusteranalyse, daß die Hypochonder eine semantische Trennung zwischen Symptom- und Krankheitsbereich zeigen. Dieser unerwartete Befund wird möglicherweise mit psychischen Abwehrmechanismen zu erklären sein, welche die hypochondrische Angst inhaltlich mehr im Unbestimmten und Vagen halten und Krankheitsvorstellungen mit ihrem konkreten Gefährdungsmoment nicht zu unmittelbar ins Bewußtsein treten lassen. Mit einer solchen Interpretation bezieht man freilich topologisch orientierte Begriffe des Bewußten und Unbewußten mit in die Überlegung ein, ohne daß vorweg ausreichend geklärt ist, welcher Deutungsebene die im semantischen Differential erfaßte konnotativ-erlebnismäßige „Bedeutung" zuzuordnen ist. Die Faktorenanalyse der Interkorrelationen zwischen den semantischen Begriffsprofilen ergibt im wesentlichen zwei gut interpretierbare Faktoren sowohl für Hypochonder wie Nichthypochonder: einen leiblichen Gefährdungsfaktor und einen Vitalitätsfaktor. Der letztere Faktor ist dadurch besonders bemerkenswert, daß er die leibliche Vitalität nicht bloß isoliert als solche repräsentiert, sondern sie streng auf das Ich, also auf das Subjekt bezieht. Es kommt damit eine Dimension zum Ausdruck, die man als vitales Selbst bezeichnen kann. Der Unterschied beider Untersuchungsgruppen liegt darin, daß die Hypochonder Krankheiten und Symptome weniger auf die Dimension der subjektiven Vitalität beziehen, sondern sie mehr auf das Gefährdungsmoment einengen und zentrieren.

E. Abschließende Zusammenfassung

Mit der vorliegenden Untersuchung versuchen wir, das Phänomen des Hypochondrischen in seiner Eigenverfassung herauszuarbeiten und klinische und psychologische Aspekte und Bedingungen aufzuzeigen, unter denen Hypochondrie erscheint.

Phänomenologisch stellt sich uns die Hypochondrie als eine psychische Einstellung dar, die in objektivierender Hinwendung den Leib zu einem Quasi-Objekt ängstlicher Beachtung macht. Unter Einengung der Transparenz des Leibes zur Welt und der Kommunikationsweisen, die der Leib zur Welt hin ermöglicht, bezieht sich der Hypochonder in subjektzentrierter Weise auf seinen Leib, so daß das sachliche Korrektiv durch die objektiven Gegebenheiten am Leib zurücktritt. In seiner Reflexivität vermag der Kranke nicht mehr zu einer ungezwungenen Hinwendung, sondern nur noch zu einer einseitig subjektiv bestimmten Zentrierung auf seinen Leib zu gelangen. Wesentliches Thema für seinen Leib- und Weltbezug wird die Überwertung der Gesundheit und damit das Risiko des Leiblichen. Sein leibliches Sein und Leisten ist in einer monopolistisch eingeengten thematischen Relevanz auf die vitale Gefährdung bezogen, auf sie richtet sich im Leiberleben der Blick des Kranken. Alles am Leib sich Zeigende verweist in perspektivischer Abschattung auf einen Horizont gesundheitlicher Übel. Auch die Umwelt des Hypochonders wird zu einer hypochondrisch relevanten: der Bezug auf das leibliche Risiko wird zu einem starren Ordnungsprinzip im Wahrnehmen wie im praktischen Tun. Im hypochondrischen *Verhalten* wird eine Bewertungsfunktion bedeutsam, welche die Objekte der Umwelt nach dem gesundheitlichen Nutzwert kategorisiert und für das Entscheidungsverhalten des Kranken, also für seine Präferenzen und Vermeidungen, bestimmend wird. Die herabgesetzte Risikobereitschaft des Hypochonders ist es, die für seine Verhaltensstrategie maßgebend wird. Das äußert sich nicht nur in den hypochondrischen Vermeidungen und Praktiken und in der ängstlichen Sucheinstellung in der Leib- und Umweltwahrnehmung. Sie macht sich auch in der besonderen Weise des Überbewertens kleiner Körperhinweise geltend: der Kranke mag keine Irrtumswahrscheinlichkeit in Kauf nehmen, er will seinen Leib unter seine lückenlose Kontrolle und Verfügung bringen.

Psychodynamisch verstehen wir die Hypochondrie als ein neurotisches Rückzugsverhalten, das unter verschiedenen neurotischen Ausgangsbedingungen, oft ungelösten ödipalen und Autoritätskonflikten, entstehen kann. Die hypochondrische Verfassung ist eine eigene Symptombildung neben Konversions- und psychosomatischen Symptomen; sie greift in schweren Fällen aber über die reine Persönlichkeits- und Konfliktdynamik hinaus und hypostatiert sich zu einem eigenständigen und sich in sich selbst weiter verfestigenden motivationalen System, welches die Persönlichkeit zentral determiniert. Damit ergibt sich schließlich eine unkorrigierbare Invarianz und Undurchdringlichkeit der hypochondrischen Haltung, welche sowohl in der Reflexion des Kranken auf sich selbst als Leib als auch in der Kommunikation mit der Welt konstituiert erscheint. Randbedingungen hypochondrischer Entwicklungen, wie zum Beispiel das Erleben eigener oder fremder Krankheit oder der Tod von Beziehungspersonen, sind selten allein imstande, eine Hypochondrie zu verursachen. Sie können aber hypochondrisch sensibilisieren, wenn die neurotischen Voraussetzungen dazu vorgegeben sind. Auch eine hypochondrische Charakterenthüllung durch eine endogene Depression scheint nichts Neues in die Persönlichkeitsdynamik hineinzutragen. Die Depression hebt nur durch das erlebte Gewicht ihrer Vitalstörung die Hypochondrie aus der Latenz, deren Thematik in der präpsychotischen Lebensgeschichte meist schon vorbereitet war.

Bei unseren *experimentell-psychopathologischen Untersuchungen* ging es uns vor allem darum, an einer Extremgruppe von Hypochondern und einer Kontrollgruppe von Nichthypochondern das hypochondrische Risikoverhalten operational zu charakterisieren und zu erfassen. Ein Risiko-Fragebogentest, der die hypochondrische Risikoeinengung als besondere Verhaltensdimension neben der ängstlichen Körperbeobachtung messen soll, weist ein gutes Trennungsvermögen zwischen den Untersuchungsgruppen auf. Ein unmittelbarerer Zugang zum Entscheidungsverhalten in Risikosituationen (im Sinne der *T*-Technik) ergibt sich in Spielexperimenten mit kontrollierbaren Versuchsbedingungen. Die Spielstrategie der beiden Untersuchungsgruppen zeigt bemerkenswerte Unterschiede: Die Hypochonder richten ihre Entscheidungen nach dem Prinzip der Minimalisierung der Verluste; die Kontrollpersonen sind risikofreudiger und gelangen auch mit zunehmendem Alter höchstens zu einem abwägenden Kalkulieren der Auszahlungen. Die Restriktion des hypochondrischen Risikoverhaltens tritt damit sehr deutlich hervor, die Risikovermeidung erweist sich als ein dominanter Zug des hypochondrischen Verhaltens. — Unser Versuch einer Bedeutungsanalyse hypochondrisch bedeutsamer Konzepte (Leibbereiche, Symptome, Krankheiten) führt zu der Differenzierung eines Leib- und Vitalbereiches einerseits, eines Krankheits- und vitalen Gefährdungsbereiches andererseits, der sich in dem verbalrepräsentationalen Umgang der Versuchspersonen mit solchen Konzepten darstellt. Bemerkenswert ist dabei auf der einen Seite die starke Subjektbezogenheit der leiblichen Vitalität (bei beiden Untersuchungsgruppen), auf der anderen Seite die enge Zentrierung der Krankheits- und Symptomvorstellungen auf den „Gefährdungsfaktor", mit der sich die Hypochonder von den Nichthypochondern unterscheiden. — Diese Untersuchungen konnten nicht mehr als ein erster Ansatz sein, um Einblick in psychische Vorgänge zu gewinnen, die mit bedeutungssetzendem und Sprachverhalten verbunden sind, die sich also im Umfeld von verbalen Vorstellungen von gesundheitlicher Relevanz abspielen. Vielleicht ergeben sich von hier aus Ausblicke auf methodische Möglichkeiten, bei psychisch Kranken „Bedeutungen" nach ihrer topologischen und faktoriellen Struktur und damit auch nach ihren psychischen Bedingungen systematischer zu untersuchen.

Abschließend soll noch bemerkt werden, daß die Empirie unseres Vorgehens nicht darin besteht, an einer großen Zahl von Kranken möglichst viele anamnestische und experimentelle Daten zu erheben, um dann durch statistische Bearbeitung dieser Datenmenge gewissermaßen blind (wozu elektronische Datenverarbeitung verführen kann) korrelative Zusammenhänge und faktorenanalytisch darstellbare Dimensionen zu erfassen. Für eine experimentelle Psychopathologie erscheint uns eine hypothesengeleitete Untersuchung von Einzelproblemen mit entsprechender Versuchsplanung zukunftsreicher.

Anhang

Krankengeschichten

1. Fall. Willi H. (Kr.Bl. 011882), 25jähr. Versicherungsangestellter, übergibt bei der Klinikaufnahme eine schriftliche Ausarbeitung seiner Krankheitsgeschichte, da er seine peinlich genau beobachteten körperlichen Beschwerden präzis festgelegt wissen will.

„Hiermit möchte ich eine Übersicht geben über mein Leiden, von dem mir äußerlich kaum etwas anzumerken ist, das mir aber schon 5½ Jahre zu schaffen macht und das sich ständig immer mehr verschlechterte. Es ist wohl so schwer, auf die Ursache zu stoßen, daß sich die Ärzte, bei denen ich bisher vorstellig geworden bin, so meine ich, getäuscht haben, durch mich unbewußt getäuscht wurden und die Ursache nicht erkannt haben. — Im Spätsommer 1957 wurde ich plötzlich durch Mattigkeit, Zerschlagenheit, Kopfweh und Fieber auf das Krankenbett gezwungen. Diagnose des Arztes: Grippe ... Nachdem das Fieber rasch gesunken war, stand ich wieder auf, obwohl ich mich noch sauelend fühlte; ich stand auf, da mein Bruder mich drängte, die Arbeit wieder aufzunehmen. So war ich noch ganz benommen, konnte mich nur mühsam auf den Beinen halten. Ich merkte sehr bald, daß ich mich von der Grippe gar nicht erholt hatte, und dieses Gefühl bin ich nie mehr losgeworden ... Ich wurde die Müdigkeit, die sich eingestellt hatte, nie mehr los: ich war fortan nie ausgeschlafen, war den ganzen Tag hindurch müde, hätte zu jeder Zeit und Stunde schlafen können. Die allgemeine körperliche Schwäche, die damit verbunden war, ist immer wirksamer geworden. Dann war ich ungemein wärmeempfindlich geworden: bei hohen Temperaturen ermüdete ich sehr. Die Schwäche vergrößerte sich dann rasch: die Glieder hängen schlapp, schlaff, kraftlos hernieder, ich fühle mich dann vollkommen zerschlagen, es tritt das Gefühl auf, daß ich gelähmt wäre. Die Konzentrationsfähigkeit läßt stark nach, ein gewisser ‚Kopfdruck' tritt auf: ein Gefühl, das sehr schwer zu beschreiben ist. Vielleicht drücke ich es am treffendsten aus, wenn ich es als Mittelding zwischen Kopfdruck und Kopfschmerz bezeichne.

Trotz dieser Symptome nahm ich die Arbeit wieder auf in der Hoffnung, meine Kräfte wiederzugewinnen; doch ich wurde bitter enttäuscht; das Gegenteil trat ein, und zwar ganz allmählich: Ich ermüdete körperlich und geistig sehr schnell, war beim Arbeiten sehr rasch abgespannt, schnell energielos. Kurzum, ich verlor allmählich meine Schaffensfreude und -kraft. Immer häufiger hatte ich bei Wärme das Gefühl, als könnten Beine, Arm, Rumpf kraftlos zusammensinken.

Sofort nach Frühlingsbeginn 1958 erfolgte eine erhebliche ruckartige Erschöpfung, Ermüdung, von der ich mich nie wieder erholt habe. Es ging bergab mit mir. Die Angst, eine tödliche Krankheit in mir zu bergen, hielt mich gefangen. Ich glaubte schließlich nicht mehr weiterzukönnen, suchte in meiner Verzweiflung verschiedene Ärzte auf, doch ohne Erfolg, lag zweimal, 1958 und 1959, bezeichnenderweise im Sommer, also zur wärmsten Jahreszeit, wo es mir am schlechtesten ging, zur Diagnose im Krankenhaus. Als ich entlassen wurde, wähnte ich mich am Nullpunkt meiner Kräfte, nahm aber die Arbeit wieder auf und hielt es doch noch dank der kühlen Jahreszeit, wo es mir erheblich besser ging, bis Ende November 1958 aus, um dann den Maurerberuf aufzugeben. Ich hatte meine Kräfte überanspracht, hatte mich überarbeitet, anstatt früher aufzuhören." Auch durch seinen Berufswechsel sah sich H. „wieder enttäuscht; zwar ließ die körperliche Erschöpfung nach; aber sonst änderte sich nichts. Schon nach einem kleinen Stadtbummel war ich erschöpft, die Wärme, die Sonne machte mir schwer zu schaffen ... Alles verdüsterte wie ein Schatten mein Leben ...

Ich sträubte mich energisch gegen die Vermutung eines seelischen Hintergrundes. Zuerst einmal, weil ich nach der Grippe sehr wärmeempfindlich geworden bin und der Wärmefaktor bei mir eine überragende, entscheidende Rolle spielt. Klar erkennbar ist die rapide, ruckartige Vergrößerung meiner Beschwerden jeweils und unweigerlich im Frühjahr eines jeden Jahres, also zu Beginn des Wärmeeinbruchs. Alles droht sich ab Oktober 1960 ins Grenzenlose zu steigern. Daß meine Krankheit tatsächlich derartig verlaufen ist, wird man mir wohl oder übel glauben müssen.

Und dann kam etwas Entscheidendes hinzu: an einem Abend im Oktober 1960 warf ich mich nach einer starken Verschlechterung, nach starkem Herzklopfen und nach starken Schweißausbrüchen aufs Bett, ohne etwas zu essen … Müde und angespannt ging ich am anderen Morgen zur Arbeit; aber ich merkte, daß der ,Kopfdruck', der sich bei mir nur bei Wärme einstellte, sich radikal verstärkt hatte und zu einem Dauerzustand geworden war, ein Gefühl, als ob eine Gehirnschicht oder Hautschicht erstarrt wäre. Von nun an wurde alles vom ,Kopfdruck' überschattet, denn er machte mir am meisten zu schaffen. Allgemein fühle ich mich seitdem erheblich schlechter, die Krankheitskurve schien ins Endlose hinabzugleiten. Es schien mir nur noch eine Frage der Zeit, bis ich nicht mehr weiter könnte, auch ohne daß ich mich körperlich anstrengte.

Mit jenem Zeitpunkt trat vieles hinzu, was bisher nicht dagewesen war. Da ist zu nennen die Wasserempfindlichkeit. Bei bloßer Berührung mit Wasser, beim Duschen oder auch nur beim einfachen Waschen tritt sofort der ,Schädeldruck' auf, ich werde müde, und was noch nie dagewesen war: der Sprachfehler verstärkt sich sehr. Schon bei feuchter Luft, vor Regenbeginn geht es mir schlechter. Bei Regenwetter bin ich völlig matt, die Atmung scheint sich zu verändern. Überhaupt ist es nach jenem denkwürdigen Zeitpunkt so, daß sich bei Wasserberührung meine Atmung zu verändern scheint.

Nach einem nächtlichen Samenerguß war ich bisher stark geschwächt und ermüdet worden. Nun trat der Kopfdruck hinzu: zwei Tage lang bin ich nach einem Samenerguß sehr zermürbt, der Schädeldruck ist am stärksten, die Atmung verändert sich, und ich kann fast gar nicht sprechen. Verbunden ist damit eine sehr verstärkte Herabsetzung der Konzentrationsfähigkeit. Am dritten Tag ist dann alles verschwunden. Gewöhnlich habe ich einmal in der Woche Samenerguß, bin also an zwei Tagen in der Woche meiner geistigen Kräfte beraubt. Es ist vorgekommen, daß ich dreimal in der Woche Samenerguß hatte, also war ich eine Woche lang unbrauchbar.

Und nicht zuletzt macht mir die Kälteempfindlichkeit sehr zu schaffen. Schon im Oktober, bei Kälteeinbruch, bekam ich es zu spüren. In meinem Schädel schien sich etwas verändert zu haben. Ich konnte mich ohne Pudelmütze, die ich mir extra gekauft hatte, kaum auf die Straße wagen. Morgens vollkommen fertig, schleppte ich mich Tag für Tag dahin. Wenn ich trotz allem durchhalten konnte, ist es nur der Zähigkeit meines Körpers zuzuschreiben. Klargeworden ist mir, daß es wirklich erstaunlich ist, was der menschliche Körper zu ertragen imstande ist.

Außer den bisher genannten Fällen tritt der Kopfdruck nach wenig Schlaf (schon bei 6 Std. Schlaf), Bohnenkaffeegenuß, Alkoholgenuß und sogar bei Einatmen von Zigarettenrauch auf. Auf Grund langer Beobachtungen habe ich folgende Tabelle aufgestellt. Faustregel: Den Grad meines Zustandes (gemessen an der Stärke des ,Kopfdruckes') nach nur 6 Std. Schlaf gebe ich mit der ,Einheit 1' an. Die folgenden Fälle sind auf diesen ,Wert' bezogen. Je schlechter es mir geht, je höher die Zahl."

Art	Grad meines Zustandes	Dauer in Tagen
1. nach 6 Std. Schlaf	1	1
2. bei 10° Kälte	1	1
3. bei 25° Kälte	2	2
4. nach Einatmen von Zigarettenrauch	$\frac{1}{2}$	$\frac{1}{2}$
5. nach Waschen von Oberkörper	$1\frac{1}{2}$	$1\frac{1}{2}$
6. nach Duschen	$2\frac{1}{2}$	2
7. bei Regenwetter	2	1
8. bei 25° Wärme	$1\frac{1}{2}$	nur z. Zt. der Wärme
9. nach Samenerguß	4	2
10. nach Alkoholgenuß: 2—3 Gl. Bier	$2\frac{1}{2}$	6
11. nach Alkoholgenuß: 1 (35%) Weinbrand	1	3
12. nach Bohnenkaffeegenuß: schwach	$\frac{3}{4}$	1
13. nach Bohnenkaffeegenuß: stark	$1\frac{1}{2}$	1

Bei der Exploration gibt Willi H. weiter an, daß er jeden Wetterumschlag unmittelbar am Körper, vor allem im Kopf verspüre. Er wache dann morgens auf und empfinde sofort den dumpfen Druck in der Stirn: „Sobald ich das fühle, ist die Angst auch gleich da. Ich denke: aha, Wetteränderung, es wird also den ganzen Tag schlecht gehen." Den Kopfdruck könne er nicht als geringfügig übergehen, er sei keine Belanglosigkeit. Wenn er die Angst auch nicht immer fühle, so sei sie doch irgendwie ständig da. Er habe „durch den Kopfdruck hindurch das Übel, daß es mir schlecht geht, vor Augen". Die gesundheitliche Gefährdung sehe er aber nicht nur von seiner Angst her, sondern auch vom Regenwetter her: daß nämlich durch Feuchtigkeit und Luftdruckänderung der Kopfdruck entstehe. Insofern sei er in bezug auf seine Gesundheit und seine Beschwerden überhaupt ein „Realist. Ich nehme das erstmal so hin, wie ich es fühle." Das Regenwetter rufe Angst hervor, weil es ihm dann schlecht gehen werde. Wenn er dagegen den Kopfdruck bereits spüre und also das Übel vor Augen habe, liege in seinem Blick auf dieses Übel „eine andere Angst". Diese Angst sage ihm „aus Erfahrung", daß nun wohl auch die Atmung schlechter werde, und indem er sich ängstige, habe sich auch die Atmung bereits verändert, und zwar derart, „daß man darauf achtgeben muß". Seine gewöhnliche Atmung vollziehe sich so, daß er gleichmäßig ein- und ausatme. Sobald sich die Atmung verändere, spüre er, wie das Ausatmen sich verlängere und mehr durch die Nase als durch den Mund gehe. Die Atmung werde erschwert, „als ob sich auf dem Atmungswege etwas verkrampft hat". Wenn er dagegen durch Lektüre oder im Kino etwas abgelenkt sei, „dann geht die Atmung unbewußt weg; wenn mich eben etwas fasziniert, dann merke ich nichts von der Atmung, das geht dann gleichmäßig ein und aus, und ich merke eigentlich nichts davon". Statt auf das Atmen achte er dann darauf, „was ich da gerade sehe, was sich da als Spannung erweist". Wenn er aber nur spreche, sei er schon „indirekt auch beim Atmen, darauf achte ich dann indirekt". So atme er, wenn er sprechen wolle, erst einmal ein und achte darauf, „wie die Luft dann einströmt. Wenn ich mehr bei der Spannung durch Lektüre bin, könnte das Atmen und Sprechen wohl fließend gehen, so aber konzentriere ich mich auf einen Teil meines Körpers, eben die Atmung". Bei Ablenkung trete dagegen der Körper zurück „ins Unbewußte, daß das so ohne Anstrengung und ohne daß ich darauf achte, funktioniert, so wie Sehen, Hören, Gehen, es gehört dann zum ganzen Körper". Wenn er aber mehr auf seine Atmung gerichtet sei, „nimmt dieser Körperteil eine besondere Stellung ein, daß ich mich mit der Angst besonders darauf konzentriere". Er fühle dann, „wie *ich* einatme", sonst dagegen „atmet *es* ein, ohne daß ich da beitrage".

Ähnliches erlebe er beim Gehen. Wenn er es eilig habe und ein Ziel direkt anstrebe, „geht es unbewußt vonstatten. Sonst achte ich darauf, ob der Schritt groß oder klein ist, wie sich die Knie durchbeugen und daß in den Waden eine gewisse Spannung ist. Ich werde da auf die Beine abgelenkt. Indem ich mehr darauf achte, hebe ich die Beine als einen besonderen Körperteil hervor. Es sind jetzt die Beine, die bewußt den Körper tragen, die viel auszuhalten haben. In diesem Augenblick wird aus dem Unscheinbaren etwas Besonderes, die Beine treten dann stark in das Bewußtsein hinein. Wenn einer geistig in etwas vertieft ist, dann ist er mit Leib und Seele dabei. Der Leib ist dann mehr der Träger des Geistes. Der Geist ist dann so vertieft, daß er den Leib gar nicht mehr beachtet. Wenn man aber vom Körper spricht, sind Seele und Geist ausgeschlossen, und damit ist dann nur das rein Organische gemeint. Der Körper tritt da mehr in Erscheinung, Seele und Geist werden nicht mehr beachtet."

Bei den vielen gesundheitlichen Gefahren, wie Regenwetter, Nässe und Kühle, vertraue er grundsätzlich nicht darauf, daß es wohl schon gut gesehen werde. Als er die schädliche Wirkung des Waschens, der Berührung mit Wasser, verspürte, habe er deshalb gleich die Konsequenz gezogen, sich seltener zu waschen. „Ich suche solchen Dingen nach Möglichkeit aus dem Wege zu gehen, damit ich sicher bin, daß diese Symptome nicht wieder eintreten. Wenn ich den Gefahren ausweiche, so kann das zwar nicht komplett sein; das schaffe ich nicht, ich möchte es aber wohl."

Zur Vorgeschichte: Vor dem harten strengen Vater, der starb, als Willi H. 10 Jahre alt war, hat er stets Angst gehabt. Die überfürsorgliche Mutter trat dazwischen, wenn der Vater ihn schlagen wollte. Erstmalig kam es zu Kopfdruck, aber auch zu einem tonischen Stottern, als ihm die Masturbation streng verboten wurde. Bis heute bestehen ausgeprägte Autoritätsängste, Nägelkauen und Angst vor Hunden, Schlangen, Spinnen. H. ist durchsetzungsgehemmt und findet zu Mädchen keinen Kontakt. Die hypochondrische Verängstigung und Beachtung von Körpererscheinungen lassen sich bis in die Spätpubertät zurückverfolgen. Zweimal brach

H. eine Lehre wegen ‚Erschöpftheit' ab, stets spielten auch Ängste vor den Vorgesetzten eine motivierende Rolle. Die heutige narzißtische Hinwendung zu seinem Leib beginnt mit der Trennung von der Mutter und deren Überfürsorglichkeit. Von Bedeutung wurde auch die Geschwisterrivalität, da H. wohl bemerkt hatte, daß den jüngeren Geschwistern die mütterliche Fürsorge noch mehr zuteil geworden war. So kam es zu einer Verstärkung seiner Hypochondrie, als sein Bruder ihn nach einem Erkältungsinfekt an die Arbeit drängte und ihm das Entbehren der mütterlichen Pflege damit besonders deutlich machte. Man würde hier sagen können, daß H. vor der väterlichen Bedrohung schon frühzeitig die mütterliche Fürsorge in regressiver Identifikation übernommen hat und fortan mit seinem Leib „Mutter und Kind" spielt, wie es A. Freud [34] ausdrückt. Auf das Symptom des Kopfdruckes greift er später zurück, nachdem der Kopf bereits in der Kindheit, als der Vater ihn wegen der Masturbation bedrohte, zum Organ besonderer Beachtung und libidinösen Interesses geworden war.

2. Fall. Kurt N. (Kr.Bl. 010904), 55jähr. Kaufmann, kommt in die Klinik mit zahllosen ängstlich-hypochondrischen Krankheitsbefürchtungen, von vielfältigen Körperbeschwerden eingenommen. Seine minutiösen Beschwerdeschilderungen unterbricht er immer wieder mit dem Bemerken, daß er schon lange vor Augen habe, daß er erliegen werde. Er öffnet weit den Mund, um das Kratzen im Hals auch dem Arzt zur Anschauung zu bringen. Mit dem Kopf vollführt er probatorische Bewegungen, um sich eines Unwohlseins im Hinterkopf zu vergewissern. Seine neuerliche ratlose Beklommenheit und die Zunahme aller Beschwerden könne er eigentlich nicht verstehen, da er sich in seinen gesundheitlichen Maßregeln nichts vorzuwerfen habe. Tatsächlich hat der Kranke schon seit vielen Jahren eine Lebensweise entwickelt und stets weiter verfeinert und ausgebaut, welche in grotesker Weise ganz von gesundheitlichen Befürchtungen, leiblichen Bedürfnissen und der Sorge vor Schädlichkeiten bestimmt wird. N. befürchtet unablässig, durch Erkältung, Kreislaufüberlastung, Blähsucht, „Zersetzung der Säfte" entscheidend geschwächt zu werden. An seinem Körper hat er in penibler Aufmerksamkeit immer neue Hinweise auf solche Leiden wahrgenommen, durch ärztlichen Zuspruch war er nur in den ersten Jahren seiner Hypochondrie kurze Zeit zu beruhigen. Mehr Sicherheit, die freilich gegen die Angst vor Krankheit und Schwächung letztlich auch nichts ausrichtete, gab ihm ein umfangreiches hypochondrisches Programm, das er in Jahren aufbaute und das er in solch peinlicher Pedanterie absolvierte, daß es inzwischen einen großen Teil des Tages einnimmt. Der Kranke hat sich mit einer Vielzahl von Medikamenten umgeben; ihre Gebrauchsanweisungen hält er ständig bereit, und er fertigt genaue Aufstellungen ihrer chemischen Zusammensetzung an. In seiner Brieftasche führt N. weitere Listen mit sich, in denen er den neuesten Stand der Medikamenteneinnahme jeweils nachträgt und vermerkt, in welcher Aufeinanderfolge die einzelnen Arzneien und ob sie vor, während oder nach den Mahlzeiten zu nehmen sind. Der Kauf von Medikamenten nimmt einen solchen Umfang an, daß seine Apotheke ihm einen Großabnehmerrabatt einräumte. In strenger Konsequenz hat Kurt N. seine Nahrungsaufnahme geregelt. Tee und Kaffee wurden verbannt, er trinkt jetzt Gesundheitstee, zwischendurch auch eßlöffelweise Wasser „zur Anregung der Verdauung". „Während des Essens darf man nicht trinken, die Säfte werden dann zersetzt, das habe ich schon an vielen Stellen gelesen." Nach dem Essen dient ihm oft etwas Kamillentee zur „Beruhigung des Magens". Abends darf ausnahmsweise ein Gläschen Sekt zur Kreislaufanregung genommen werden. Früher hatte N. mit Vorliebe Bohnenkaffee getrunken. Er muß sich nun aber vorstellen, wie der Blutdruck dadurch gesteigert wird, und verzichtet fortan darauf und trinkt Malzkaffee. Dieser schmeckt ihm an sich nicht, „aber was hilft es, wenn man es nicht verträgt, soll man es lieber meiden". Schließlich meidet er aber auch den Malzkaffee, als ihm nämlich klar wird, daß eine völlig „reizlose" Frükstückskost aus Haferflocken, Honig, Butter und Milch besser sei. Zum zweiten Frühstück trinkt N. einen Kräutertee, und zwar ungeachtet des widrigen Geschmacks Brennessel-, Schafgarben- oder Löwenzahntee, abends dagegen Hagebutten- oder Pfefferminztee, „sonst spüre ich sofort, wie ich anfälliger werde". — Seit 10 Jahren meidet Kurt N. den sexuellen Verkehr, damit seine Kräfte nicht ausgelaugt und seine Gesundheit weiter geschädigt werden. Um vielmehr die Abwehrkräfte zu stärken, statt sie durch den Geschlechtsgenuß zu schwächen, habe er kühle Abreibungen bei sich eingeführt. Das Wasser dazu muß bereits abends aufgestellt und in Gefäßen abgedeckt werden, damit es morgens temperiert ist; wegen des sauren Haut-pH wird es am Morgen mit 8—10 Tropfen Essigessenz angesäuert. Bei diesen Abreibungen hat N. bald die Regel herausgefunden, mit dem rechten

Bein zu beginnen, „weil links die Herzseite ist". Er reibt an der Außenseite des Beines empor, an der Innenseite abwärts, „das ist so vorgeschrieben". Das tägliche Programm vervollständigt er durch regelmäßige Augenbäder, Mundspülungen mit Desinfizienzien („die müssen unbedingt gemacht werden"), Wassertreten („um die Hitze aus dem Kopf abzuleiten") und Wechselbäder. Wenn bei feuchtem Wetter Erkältung droht, trinkt er Bronchialtee und horcht vermehrt auf seinen Körper. Sobald sich ein verdächtiges Kratzen im Hals meldet, lutscht er Halstabletten und reibt sich mit Brustsalbe ein, „Wenn ich den Eindruck gewinne, daß es schlimmer wird, mache ich Rumpfpackungen", die zum Schwitzen anregen und schädliche Stoffe aufnehmen sollen. Dann müsse er das Wassertreten jeweils einschränken. Er habe auch „die Erfahrung gemacht", daß er beim Wassertreten mit dem rechten Fuß zuerst hineingehen und diesen auch zuerst frottieren müsse, damit die Herzseite nicht zu sehr belastet werde.

Seit zwei Jahren nehmen die Krankheitsbefürchtungen immer konkretere Formen an, die Sorge um die Gesunderhaltung wird grotesk. Kurt N. hat zunehmend Mühe, seinen weiter anwachsenden hypochondrischen Praktiken in der gewohnten peinlichen Ordnung nachzukommen. Er empfindet am Körper ständig neue Mißhelligkeiten: ein Ziehen im Kreuz, obwohl er längst eine wollene Leibbinde trägt; eine Nervenspannung im Hinterhaupt; ein dröhnendes Mitschwingen im Kopf, sobald er spricht, „ein kurzes Spicken mal hier, mal dort, manchmal gleich an mehreren Stellen". Durch Aufsuchen von Ärzten kann N. keine Beruhigung mehr finden. Er ist jetzt von mehr als 100 Medikamenten in seiner Wohnung umgeben, deren Übersicht und listenmäßige Erfassung immer schwieriger werden. Der Kranke sucht täglich die Apotheke auf, um sich nach neuen Medikamenten auf dem Markt zu erkundigen und das Körpergewicht zu kontrollieren. Sobald die Gewichtskurve ihm beängstigend erscheint, kauft er gleich an Ort und Stelle neue Vitamin- und Lecithinpräparate ein. Im Spiegel inspiziert er laufend Zunge und Rachen. Bei Augenbewegungen, die er zur Vergewisserung häufig probatorisch macht, empfindet er ein begleitendes Knacken am Hinterkopf. In Gesicht und Schläfe empfindet er ein Druckgefühl, in den Beinen ein Ziehen, in den Waden ein Kribbeln. Er fragt sich immer wieder, ob ein Krebs sein Leben bedroht, und im Fragen weiß er bereits, wie schwer bedroht er ist.

Zur Vorgeschichte: Kurt N. stand frühzeitig unter dem Einfluß seiner hypochondrischen Mutter. Diese hielt sich seit der Menopause fast nur noch im Bett auf, von wo aus sie die Familie mit sanftem Zügel tyrannisierte. Sie umgab sich mit vielen Arzneien, ließ Zugpflaster auflegen und beanspruchte Schonung. Durch ihre Hypochondrie erzielte die Mutter bei dem brutal geschilderten, hart dominierenden Vater einige Rücksichtnahme. N. war schon in der Adolescenz „in Gesundheitsdingen empfindlich" und ängstlich, und er folgte den hypochondrischen Praktiken der Mutter. Seiner Verlobten legte er später eine sorgsame Wahrung ihrer gesundheitlichen Interessen nahe und ließ sie Zugpflaster auflegen, um schädliche „Schlacken" auszuziehen. Während vieler Jahre, als er in gesicherter Angestelltenposition war, nahm die Hypochondrie nur langsam zu. N. beobachtete ängstlich geringste körperliche Zeichen, hatte oft gesundheitliche Gefährdungen vor Augen und entwickelte die Neigung, alle möglichen unnötigen Medikamente einzunehmen oder wenigstens zur Hand zu haben. — Nach dem Kriege aus der beruflichen Bahn geworfen, fand er schließlich Gelegenheit, einen eigenen Großkiosk zu eröffnen. Unter dem Druck, sich eine selbständige Existenz aufbauen und sich neben der tatkräftigen Ehefrau behaupten zu müssen, sei ihm der Wert der Gesundheit stärker bewußt geworden. Er beschloß, vermehrt „der Gesundheit zu leben". Er empfand jetzt seine Ehefrau als zu bestimmend und tonangebend und zog sich zur Schonung der Körperkräfte weitgehend aus dem Geschäft zurück. Bald folgte die Abstinenz vom ehelichen Verkehr. — Unter dem Einfluß einer starken Mutterbindung, welcher ausgeprägte Ängste vor dem Vater entsprachen, hat es Kurt N. frühzeitig gelernt, die Bedrohung der ödipalen Bindung als vitale Bedrohung des eigenen Körpers zu erleben und libidinöses Interesse auf seinen Leib zu verschieben. Dabei konnte er zugleich auf das mütterliche Angebot hypochondrischer Praktiken und Maximen zurückgreifen. Zu einem vermehrten hypochondrischen Rückzug kam es, als N. sich beim Aufbau einer Existenz aktiv bewähren und sich vor seiner Ehefrau vermehrt behaupten mußte. Schließlich gerät er in eine hypochondrische Dekompensation, als die autochthon fortschreitende hypochondrische Entwicklung seinen Verhaltensspielraum immer mehr einengt und seine hypochondrische Erfahrungswelt mehr und mehr zu einem hypochondrischen System wird, dem er unentrinnbar ausgeliefert ist.

Tabelle I. Transformierte Distanzmatrix (Hypochondriegruppe)

	Herz	Bauch	Rücken	Kopf	Krebs	Herzleiden	Hirntumor	Schlaganfall	Überarbeitung	Schwäche	Kopfdruck	Beengung	Blutandrang	Kranker	Gesunder	Ich	Lebenskraft	Küssen
Herz		.031	.036	.035	.125	.111	.123	.120	.090	.100	.097	.098	.084	.138	.048	.033	.021	.026
Bauch			.024	.021	.104	.092	.103	.099	.069	.077	.077	.078	.068	.114	.066	.022	.029	.039
Rücken				.018	.099	.087	.099	.095	.063	.076	.072	.072	.064	.112	.070	.018	.022	.045
Kopf					.096	.082	.096	.090	.061	.070	.067	.068	.058	.109	.075	.019	.026	.048
Krebs						.027	.014	.022	.048	.048	.036	.042	.057	.060	.157	.102	.114	.137
Herzleiden							.025	.018	.032	.038	.026	.024	.039	.065	.143	.090	.101	.124
Hirntumor								.024	.047	.049	.037	.042	.054	.065	.155	.102	.113	.136
Schlaganfall									.039	.036	.029	.028	.048	.055	.153	.098	.109	.132
Überarbeitung										.029	.027	.021	.034	.063	.124	.067	.079	.102
Schwäche											.030	.027	.045	.051	.135	.077	.090	.111
Kopfdruck												.018	.030	.065	.131	.075	.087	.111
Beengung													.029	.064	.132	.076	.087	.111
Blutandrang														.086	.116	.067	.076	.098
Kranker															.174	.112	.127	.148
Gesunder																.071	.057	.044
Ich																	.021	.043
Lebenskraft																		.021
Küssen																		

8*

Tabelle II. *Transformierte Distanzmatrix (Kontrollgruppe)*

	Herz	Bauch	Rücken	Kopf	Krebs	Herzleiden	Hirntumor	Schlaganfall	Überarbeitung	Schwäche	Kopfdruck	Beengung	Blutandrang	Kranker	Gesunder	Ich	Lebenskraft
Herz																	
Bauch	.038																
Rücken	.036	.029															
Kopf	.029	.035	.023														
Krebs	.124	.098	.106	.112													
Herzleiden	.119	.090	.099	.105	.017												
Hirntumor	.116	.092	.099	.104	.015	.024											
Schlaganfall	.123	.095	.102	.109	.024	.022	.027										
Überarbeitung	.101	.071	.078	.085	.046	.034	.045	.042									
Schwäche	.129	.095	.107	.116	.049	.038	.056	.045	.041								
Kopfdruck	.112	.085	.092	.099	.021	.020	.021	.028	.033	.049							
Beengung	.108	.081	.089	.095	.022	.015	.021	.024	.029	.045	.015						
Blutandrang	.085	.064	.069	.072	.055	.052	.048	.057	.076	.042	.041						
Kranker	.128	.098	.105	.114	.040	.034	.047	.036	.040	.033	.043	.038	.072				
Gesunder	.035	.041	.037	.030	.127	.120	.121	.124	.100	.128	.114	.111	.087	.129			
Ich	.034	.033	.024	.018	.112	.104	.104	.108	.084	.114	.098	.095	.071	.113	.031		
Lebenskraft	.037	.050	.034	.027	.125	.119	.117	.122	.099	.131	.111	.109	.083	.126	.035	.026	
Küssen	.027	.037	.031	.027	.122	.115	.114	.118	.094	.123	.108	.104	.080	.122	.036	.023	.026

Tabelle III. *Unrotierte Faktorenmatrix beider Untersuchungsgruppen*

Variable	Hypochondergruppe			Kontrollgruppe		
	F_I	F_{II}	F_{III}	F_I	F_{II}	F_{III}
Herz	.8564	.4647	.0490	—.8799	.3745	—.2364
Bauch	.8053	.4504	—.2050	—.8539	.2291	—.3759
Rücken	.7398	.5780	—.1081	—.9002	.2815	—.1048
Kopf	.6233	.7341	—.1543	—.8932	.3835	—.0336
Ich	.7337	.5832	—.2437	—.9037	.3541	—.0006
Lebenskraft	.8427	.4869	.0028	—.8943	.3665	.1190
Küssen	.9215	.3000	—.0055	—.9151	.3212	—.0507
Gesunder	.9224	.2311	.2606	—.9602	.1670	.0163
Krebs	—.8835	.3642	—.0523	.8951	.4080	—.0618
Herzleiden	—.8691	.4493	.1059	.9331	.3067	—.0755
Hirntumor	—.8828	.3592	.0412	.7960	.5656	—.1034
Schlaganfall	—.9254	3506	—.0034	.8750	.3438	—.1282
Überarbeitung	—.8618	.3642	.0243	.8393	.1324	.0883
Schwäche	—.8778	.2075	—.2336	.8892	—.2729	—.2662
Kopfdruck	—.8052	.5548	—.0236	.8530	.4710	.0904
Beengung	—.8417	.4850	.0871	.8692	.4726	—.0556
Blutandrang	—.5437	.6881	.3524	.2136	.8517	.2680
Kranker	—.8683	—.1215	—.4390	.9089	—.0464	—.1995
Eigenwerte	12.357	3.806	.603	13.409	2.773	.465
Varianzanteil	69.38	21.36	3.39	75.44	15.60	2.61

Tabelle IV. *Varimaxrotierte Faktorenmatrix (Hypochondergruppe)*

Variable	F_I	F_{II}	F_{III}	h^2
Herz	—.2882	.8816	.3023	.9518
Bauch	—.3020	.8946	.0435	.8934
Rücken	—.1528	.9240	.1262	.8930
Kopf	.0293	.9730	.0592	.9512
Ich	—.1666	.9539	—.0056	.9378
Lebenskraft	—.2707	.8993	.2554	.9472
Küssen	—.4556	.8155	.2582	.9392
Gesunder	—.4605	.7067	.5105	.9721
Krebs	.8712	—.2929	—.2667	.9159
Herzleiden	.9441	—.2566	—.1059	.9685
Hirntumor	.8822	—.3169	—.1769	.9100
Schlaganfall	.8998	—.3407	—.2316	.9793
Überarbeitung	.8680	—.2959	—.1872	.8760
Schwäche	.7315	—.3634	—.4482	.8681
Kopfdruck	.9496	—.1095	—.2075	.9568
Beengung	.9458	—.2086	—.1147	.9512
Blutandrang	.9134	.0733	—.2315	.8933
Kranker	.4680	—.5521	—.6615	.9615
Quadratsummen	8.0956	7.2146	1.4559	
Varianzanteil	48.29	43.03	8.68	

Tabelle V. *Varimaxrotierte Faktorenmatrix (Kontrollgruppe)*

Variable	F_I	F_{II}	F_{III}	h^2
Herz	.9554	—.2263	—.0805	.9704
Bauch	.8728	—.3219	—.2397	.9229
Rücken	.8937	—.3168	.0395	.9006
Kopf	.9363	—.2337	.1219	.9461
Ich	.9214	—.2645	.1518	.9421
Lebenskraft	.9008	—.2527	.2701	.9483
Küssen	.9196	—.2959	.0996	.9431
Gesunder	.8524	—.4480	.1510	.9501
Krebs	—.4532	.8679	—.1139	.9716
Herzleiden	—.5407	.8106	—.1450	.9704
Hirntumor	—.2747	.9347	—.1229	.9642
Schlaganfall	—.4639	.8067	—.1853	.9002
Überarbeitung	—.5981	.6099	.0049	.7298
Schwäche	—.8161	.3288	—.4024	.9360
Kopfdruck	—.4089	.8877	.0490	.9576
Beengung	—.3957	.9034	—.0964	.9821
Blutandrang	.2894	.7986	.3485	.8429
Kranker	—.7092	.5189	—.3097	.8681
Quadratsummen	9.3053	6.6577	.6835	
Varianzanteil	55.90	39.99	4.11	

Literatur

1. ADAMS, E. W.: Survey of Bernouillian utility theory. In: Mathematical thinking in measurement of behavior. Ed.: H. SOLOMON. Glencoe (Ill.): Free Press 1960.
2. BECKER, G. M., McCLINTOCK, CH. G.: Value: Behavioral decision theory. Ann. Rev. Psychol. 18, 239—286 (1967).
3. BERGMANN, B.: Über die nosologische Stellung der hypochondrischen Euphorie. Arch. Psychiat. Nervenkr. 200, 85—92 (1959).
4. BRACHET, J. L.: Traité complet de l'hypochondrie. Paris: Baillière 1844.
5. BRÄUTIGAM, W.: Analyse der hypochondrischen Selbstbeobachtung. Nervenarzt 27, 409 bis 418 (1956).
6. BREHM, J. W.: Motivational effects of cognitive dissonance. In: Nebraska symposium on motivation. Ed.: M. R. JONES. Lincoln: Univ. Nebraska Press 1962.
7. BRENTANO, F.: Psychologie vom empirischen Standpunkt. Leipzig: Duncker u. Humblot 1874.
8. BROEKMAN, J. M.: Phänomenologie und Egologie. Den Haag: Nijhoff 1963.
9. BROWN, J. S.: Gradients of approach and avoidance responses and their relation to level of motivation. J. comp. physiol. Psychol. 41, 450—465 (1948).
10. BRUNER, J. S., POSTMAN, L.: Perception, cognition, and behavior. J. Personality 18, 14—31 (1949).
11. — Personality dynamics and the process of perceiving. In: Perception. An approach to personality. Eds. R. R. BLAKE and G. V. RAMSEY. New York: Ronald Press 1951.
12. BUMKE, O.: Lehrbuch der Geisteskrankheiten. 7. Aufl. München: Bergmann/Berlin-Göttingen-Heidelberg: Springer 1948.
13. BUSS, A. H.: The anxiety factors in psychiatric patients. J. abnorm. soc. Psychol. 65, 426—427 (1962).
14. CAMERON, N.: Personality development and psychopathology. Boston: Houghton Mifflin 1963.
15. CHRISTIAN, P.: Befund und Befinden beim nervösen Atemsyndrom, speziell bei Atem-hypochondern. Zbl. ges. Neurol. Psychiat. 152, 162—163 (1959).
16. CHRZANOWSKI, G.: Neurasthenia and hypochondriasis. In: Handbook of Psychiatry. Ed.: S. ARIETI. Vol. I. New York: Basic Books 1959.
17. CONRAD, K.: Das Körperschema. Z. ges. Neurol. Psychiat. 147, 346—369 (1933).
18. DAVIDSON, D., SUPPES, P., SIEGEL, S.: Decision making. Stanford (Calif.): Stanford Univ. Press 1957.
19. DOLLARD, J., MILLER, N. E.: Personality and psychotherapy. New York: McGraw Hill 1950.
20. EDWARDS, W.: Probability-preferences in gambling. Amer. J. Psychol. 66, 349—364 (1953).
21. — Measurement of utility and subjective probability. In: Psychological scaling. Eds.: H. GULLIKSEN and S. MESSICK. New York, London: Wiley 1960.
22. — Survey of basic concepts and current issues in decision theory. Proceed. NUFFIC internat. summer session, Den Haag 1964.
23. EYSENCK, H. J.: Classification and the problem of diagnosis. In: Handbook of abnormal psychology. Ed.: H. J. EYSENCK. London: Pitman 1960.
24. FELDMANN, H.: Zur phänomenologischen Strukturanalyse der Störungen des Ichbewußtseins. Arch. Psychiat. Nervenkr. 198, 96—102 (1958).
25. — Situationsanalyse der Zwangsbefürchtung (Phobie). I. und II. Teil. Arch. Psychiat. Nervenkr. 209, 53—66, 67—78 (1967).

26. FELDMANN, H.: Über das Ganzheitsproblem. In: Psychologie und Psychiatrie. Aktuelle Fragen der Psychiatrie und Neurologie, Vol. I. Red.: N. PETRILOWITSCH. Basel/New York: Karger 1964.

27. — Das Körpererleben in der Schwangerschaft. Vortrag Wanderversammlung Südwestdeutscher Neurologen und Psychiater Baden-Baden 1965.

28. — Hypochondrische Leibbezogenheit und Melancholie. In: Melancholie in Forschung, Klinik und Behandlung. Hrsg.: W. SCHULTE u. W. MENDE. Stuttgart: Thieme 1969.

29. FENICHEL, O.: The psychoanalytic study of neurosis. London: Routledge and Kegan Paul 1966.

30. FISCHER-HOMBERGER, E.: Hypochondrie. Bern, Stuttgart, Wien: Huber 1970.

31. FISHER, S., CLEVELAND, S. E.: Body image and personality. Princeton: van Nostrand 1958.

32. — Prediction of body exterior versus interior reactivity from a body image schema. J. Person. 27, 56—62 (1959).

33. FOERSTER, O.: Die Leitungsbahnen des Schmerzgefühls und die chirurgische Behandlung der Schmerzzustände. Sonderband zu: Beiträge zur klinischen Chirurgie. Hrsg.: P. BRUN. Berlin, Wien: Laupp 1927.

34. FREUD, A.: The rôle of bodily illnesses in the mental life of children. Psychoanal. Study of the Child 7, 69—81 (1952).

35. — Das Ich und die Abwehrmechanismen. München: Kindler 1964.

35 a. FREUD, S.: Zur Einführung des Narzißmus. Ges. Werke, Bd. X. Frankfurt: Fischer 1969.

36. GEBSATTEL, V. E. v.: Aspekte eines anthropologisch orientierten Verstehens im Gebiet der Neurosenlehre. In: Imago hominis. Schweinfurt: Neues Forum 1964.

37. GIBSON, J. J.: Observations on active touch. Psychol. Rev. 69, 477—491 (1962).

38. GILLESPIE, R. D.: Hypochondria. London: Kegan Paul 1929. Zit. nach G. A. LADEE.

39. GRAUMANN, C. F.: Grundlagen einer Phänomenologie und Psychologie der Perspektivität. Berlin: de Gruyter 1960.

40. HÄFNER, H.: Hypochondrische Entwicklungen. Nervenarzt 30, 529—539 (1959).

41. — Psychopathen. Berlin-Göttingen-Heidelberg: Springer 1961.

41 a. HANSEN, J.: Hypochondrie und Antrieb. Stuttgart: Enke 1969.

42. HARTMANN, H., SCHILDER, P.: Körperinneres und Körperschema. Z. ges. Neurol. Psychiat 109, 666—675 (1927).

43. HARTMANN, N.: Möglichkeit und Wirklichkeit. 2. Aufl. Meisenheim: Hain 1949.

44. HATHAWAY, S. R., McKINLEY, J. C.: MMPI Saarbrücken. Bearb.: O. SPREEN. Bern, Stuttgart: Huber 1963.

45. HOFMAN, J. E.: An analysis of concept-clusters in semantic inter-concept space. Amer. J. Psychol. 80, 345—354 (1967).

46. HOFSTÄTTER, R. P.: Einführung in die Sozialpsychologie. 2. Aufl. Stuttgart: Kröner 1959.

47. HÖRMANN, H.: Psychologie der Sprache. Berlin-Heidelberg-New York: Springer 1967.

48. HUBER, G.: Die coenästhetische Schizophrenie. Fortschr. Neurol. Psychiat. 25, 491—520 (1957).

49. HUSSERL, E.: Ideen zu einer reinen Phänomenologie und phänomenologischen Philosophie. Husserliana Bd. 4 u. 5. Den Haag: Nijhoff 1952.

50. — Phänomenologische Psychologie. Husserliana Band IX. Den Haag: Nijhoff 1962.

51. JAHRREISS, W.: Das hypochondrische Denken. Arch. Psychiat. Nervenkr. 92, 686—823 (1930).

52. JANZARIK, W.: Die zyklothyme Schuldthematik und das individuelle Wertgefüge. Schweiz. Arch. Neurol. Psychiat. 80, 173—208 (1957).

53. — Die hypochondrischen Inhalte der zyklothymen Depression in ihren Beziehungen zum Krankheitstyp und zur Persönlichkeit. Arch. Psychiat. Nervenkr. 195, 351—372 (1957).

54. — Zur Klinik und Psychopathologie des hypochondrischen Syndroms. Nervenarzt 30, 539—545 (1959).

55. — Dynamische Grundkonstellationen in endogenen Psychosen. Berlin-Göttingen-Heidelberg: Springer 1959.

56. JOLLY, F.: Hypochondrie. In: Handbuch der speciellen Pathologie und Therapie. Suppl. Bd. Hrsg.: H. v. ZIEMSSEN. Leipzig: Vogel 1878.

57. JOLLY, F.: Neurasthenie. In: Handbuch der praktischen Medizin. Bd. 5. Hrsg.: W. EBSTEIN und I. SCHWALBE. Stuttgart: Enke 1901.

58. KEHRER, F.: Hypochondrie. In: Handwörterbuch der medizinischen Psychologie. Hrsg.: K. BIRNBAUM. Leipzig: Thieme 1930.

59. KEMENY, J. G., SNELL, J. L.: Mathematical models in the social sciences. New York, Toronto, London: Blaisdell 1963.

60. KISKER, K. P.: Der Erlebniswandel des Schizophrenen. Berlin-Göttingen-Heidelberg: Springer 1960.

61. KLEIN, G. S.: Cognitive control and motivation. In: Assessment of human motives. Ed.: G. LINDZEY. New York: Rinehart 1958.

62. KRAFFT-EBING, R. VON: Die Hypochondrie. In: Specielle Pathologie und Therapie. Bd. 12, II. Hrsg.: H. NOTHNAGEL. Wien: Hölder 1898.

63. KRANZ, H.: Der Begriff des Autismus und die endogenen Psychosen. In: Psychopathologie heute. Hrsg.: H. KRANZ. Stuttgart: Thieme 1962.

64. LADEE, G. A.: Hypochondriacal syndromes. Amsterdam, New York: Elsevier 1966.

65. LEONHARD, K.: Aufteilung der endogenen Psychosen. Berlin: Akademie-Verlag 1957.

66. LIENERT, G. A.: Verteilungsfreie Methoden in der Biostatistik. Meisenheim: Hain 1962.

67. LUCE, R. D., SUPPES, P.: Preference, utility and subjective probability. In: Handbook of mathematical psychology. Vol. 3. Eds.: R. D. LUCE, R. R. BUSH and E. GALANTER. New York-London-Sidney: Wiley 1965.

68. MATALON, B.: Empirical studies of decision processes. In: Psychological applications of decision theory. Proceed. NUFFIC internat. summer session, Den Haag 1964.

69. MENDEL, H.: Die Hypochondrie beim weiblichen Geschlecht. Dtsch. med. Wschr. 1889, 205.

70. MEYER, J.-E.: Konzentrative Entspannungsübungen nach Elsa Gindler und ihre Grundlagen. Z. Psychother. med. Psychol. 11, 116—127 (1961).

71. MICKO, H. CH.: Die Bestimmung subjektiver Ähnlichkeiten mit dem semantischen Differential. Z. exp. angew. Psychol. 9, 242—280 (1962).

72. MOSTELLER, F., NOGEE, P.: An experimental measurement of utility. J. polit. Econ. 59, 371—404 (1951).

73. MÜLLER-SUUR, H.: Das psychisch Abnorme. Berlin-Göttingen-Heidelberg: Springer 1950.

74. OSGOOD, CH. E., SUCI, G. J., TANNENBAUM, P. H.: The measurement of meaning. Urbana, Chicago, London: Univ. of Illinois Press 1957.

75. — SEBEOK, TH. A.: Psycholinguistics. Bloomington: Indiana Univ. Press 1965.

76. PERRIER, F.: Psychoanalyse de l'hypocondriaque. Évolut. psychiat. 3, 413—433 (1959).

77. PETRILOWITSCH, N.: Die hypochondrische Euphorie. Arch. Psychiat. Nervenkr. 198, 380 bis 398 (1959).

78. PFLANZ, M.: Medizinsoziologie. In: Hdb. der empirischen Sozialforschung. II. Bd. Hrsg.: R. KÖNIG. Stuttgart: Enke 1969.

79. PLÜGGE, H.: Zur Phänomenologie des Leiberlebens. Jb. Psychol. Psychother. 5, 115, H. 1, 2 (1958).

80. — KOHN, R.: Wohlbefinden und Mißbefinden. Psyche (Heidelberg) 12, 33—49 (1958/59).

81. — Hypochondrische Patienten in der inneren Medizin. Nervenarzt 31, 13—19 (1960).

82. POECK, K., ORGASS, B.: Über die Entwicklung des Körperschemas. Fortschr. Neurol. Psychiat. 32, 538—555 (1964).

83. POWELL, F. A.: Open- and closed-mindedness and the ability to differentiate source and message. J. abnorm. soc. Psychol. 65, 61—64 (1962).

84. PRUITT, D. G.: Pattern and level of risk in gambling decisions. Psychol. Rev. 69, 187—201 (1962).

85. RAECKE, J.: Über Hypochondrie. Allg. Z. Psychiat. 59, 319—410 (1902).

86. REDLICH, E.: Über Psychosen bei Neurasthenikern. Berlin 1902. Zit. nach G. A. LADEE.

87. RUFFIN, H.: Leiblichkeit und Hypochondrie. Nervenarzt 30, 195—203 (1959).

88. SARTRE, J. P.: Der Leib. Ein Kapitel aus: Das Sein und das Nichts. Beitr. z. Sexualforschg. H. 9. Stuttgart: Enke 1956.

89. SCHELER, M.: Der Formalismus in der Ethik und die materiale Wertethik. 4. Aufl. Bern: Francke 1954.

90. SCHILDER, P.: Das Körperschema. Berlin: Springer 1923.

91. SCHILDER. P.: Zur Lehre von der Hypochondrie. Mschr. Psychiat. Neurol. 56, 142—152 (1924).

92. SCHILDER, P.: The image and the appearance of the human body. New York: Internat. Univ. Press 1950.

93. SCHNEIDER, K.: Klinische Psychopathologie. 5. Aufl. Stuttgart: Thieme 1959.

94. SCHÜLE, H.: Handbuch der Geisteskrankheiten. In: Handbuch der speciellen Pathologie und Therapie. Bd. 16. 3. Aufl. Hrsg.: H. v. ZIEMSSEN. Leipzig: Vogel 1886.

95. SCHULTZ, I. H.: Das autogene Training. 6. Aufl. Stuttgart: Thieme 1950.

96. SCODEL, A., RATOOSH, P., MINAS, J. S.: Some personality correlates of decision making under conditions of risk. In: Decisions, values and groups. Vol. 1. Ed.: D. WILLNER. Oxford, New York, London, Paris: Pergamon Press 1960.

97. SIXTL, F.: Meßmethoden der Psychologie. Weinheim: Beltz 1967.

98. SLOVIC, P.: Convergent validation of risk taking measures. J. abnorm. soc. Psychol. **65,** 68—71 (1962).

99. SPECHT, F.: Hypochondrie. In: Enzyklopädisches Handbuch der Sonderpädagogik. Hrsg.: G. HEESE und H. WEGENER. Berlin: Marhold 1966.

100. STOLZE, H.: Die Bedeutung des Leib-Inbilds für die psychotherapeutische Behandlungsmethodik und die Neurosenlehre. Ärztl. Forsch. **14,** 327 (I/1960).

101. STRASSER, ST.: Seele und Beseeltes. Wien: Deuticke 1955.

102. STRAUS, E.: Die Formen des Räumlichen. In: Die Psychologie der menschlichen Welt. Ges. Schriften. Berlin-Göttingen-Heidelberg: Springer 1960.

103. SWETS, J. A. (ed.): Signal detection and recognition by human observers. New York, London, Sidney: Wiley 1964.

104. TANNENBAUM, P. H.: Initial attitude toward source and concept as factors in attitude change through communication. Publ. Opin. Quart. **20,** 413—425 (1956).

105. TELLENBACH, H.: Melancholie. Berlin-Göttingen-Heidelberg: Springer 1961.

106. THOMAE, H.: Persönlichkeit. 2. Aufl. Bonn: Bouvier 1959.

107. VOTH, H. M., MAYMAN, M.: The psychotherapy process and its relation to ego-closeness—ego-distance. Part I. J. nerv. ment. Dis. **143,** 324—337 (1966).

108. WEITBRECHT, H. J.: Über Hypochondrie. Dtsch. med. Wschr. **76,** 312—315 (1951).

109. WERNICKE, C.: Grundriß der Psychiatrie. Leipzig: Thieme 1900.

110. WITKIN, H. A.: Origins of cognitive style. In: Cognition: Theory, research, promise. Ed.: C. SHEERER. New York: Harper & Row 1964.

111. — Psychological differentiation and forms of pathology. J. abnorm. Psychol. **70,** 317—336 (1965).

112. WOLLENBERG, R.: Die Hypochondrie. In: Specielle Pathologie und Therapie. Bd. 12. Hrsg.: H. NOTHNAGEL. Wien: Hölder 1904.

113. WULFF, E.: Der Hypochonder und sein Leib. Nervenarzt **29,** 60—71 (1958).

114. WYLIE, R. C.: The self concept. Lincoln: Univ. Nebraska Press 1961.

115. ZUBIN, J.: Classification of the behavior disorders. Ann. Rev. Psychol. **18,** 373—406 (1967).

Sachverzeichnis

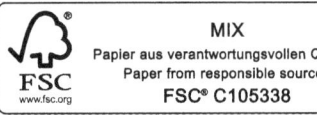